Curar con el aceite de cannabis

EARL MINDELL

Curar con el aceite de cannabis

*Una guía sencilla para utilizar los poderosos
y comprobados beneficios que el aceite CBD
tiene para la salud*

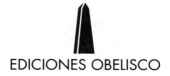

EDICIONES OBELISCO

Si este libro le ha interesado y desea que le mantengamos informado
de nuestras publicaciones, escríbanos indicándonos qué temas son de su interés
(Astrología, Autoayuda, Ciencias Ocultas, Artes Marciales, Naturismo, Espiritualidad,
Tradición…) y gustosamente le complaceremos.

Puede consultar nuestro catálogo en www.edicionesobelisco.com

Colección Salud y Vida natural
CURAR CON EL ACEITE DE CANNABIS
Earl Mindell

1.ª edición: marzo de 2020

Título original: *Healing with Hemp CBD oil*
Traducción: *Jordi Font*
Maquetación: *Marga Benavides*
Corrección: *Sara Moreno*
Diseño de cubierta: *Enrique Iborra*

© 2018, Earl Mindell
Publicado por acuerdo con Square One Pub., U.S.A.
(Reservados todos los derechos)
© 2020, Ediciones Obelisco, S. L.
(Reservados los derechos para la presente edición)

Edita: Ediciones Obelisco, S. L.
Collita, 23-25 Pol. Ind. Molí de la Bastida
08191 Rubí - Barcelona - España
Tel. 93 309 85 25 - Fax 93 309 85 23
E-mail: info@edicionesobelisco.com

ISBN: 978-84-9111-558-8
Depósito Legal: B-3.613-2020

Impreso en España en los talleres gráficos de Romanyà/Valls, S. A.
Verdaguer, 1 - 08786 Capellades (Barcelona)

Printed in Spain

A mi esposa y alma gemela, Gail, a nuestros hijos,
Alanna y Evan, y a nuestros nietos, Lily y Ryan

Agradecimientos

Quisiera expresar mi más sincero y profundo agradecimiento a mis amigos, a mis socios y especialmente a mi familia, Gail, Alanna, Evan, Lily y Ryan, por su ayuda y comprensión durante la preparación de este libro.

Me gustaría dar las gracias a mis editores de Square One, Erica Shur y Caroline Smith, por todo su talento y su esfuerzo para asegurarse de que todo el material de este libro fuera claro y accesible.

Introducción

Imagina que los investigadores descubren una sustancia natural que podría vencer docenas de trastornos de salud sin graves efectos secuestos. Ahora imagina que la planta en la que se ha encontrado esta sustancia ha sido prohibida en este país porque, como cultivo comercial, amenazaba a otros cultivos «rentables» competidores. A medida que nuevos estudios han confirmado sus muchos beneficios médicos, nuestras leyes han seguido impidiendo que los agricultores plantaran una especie fácil de cultivar que requiere pocos pesticidas y herbicidas, si es que los necesita. Si crees que es imposible que sea cierto, estás equivocado. Durante los últimos setenta años, el Gobierno Federal ha prohibido que los agricultores cultivaran comercialmente la planta de cáñamo. Al hacerlo, ha impedido de manera eficaz que las compañías estadounidenses dispusieran de extractos de cáñamo con CBD, el mismo compuesto que la ciencia ha descubierto que tiene sorprendentes y versátiles propiedades curativas.

Resulta que el cáñamo es un pariente de la marihuana. Ambas son plantas de *cannabis,* como los son otras muchas. Sin embargo, mientras que la marihuana tiene una elevada concentración de THC, la sustancia química que explica sus efectos psicoactivos, el cáñamo tiene una cantidad demasiado baja de este compuesto para consumirlo como droga. Por otro lado, la mayoría de la marihuana disponible contiene un nivel relativamente bajo del compuesto curativo CBD; en cambio, el cáñamo es rico es CBD, el cual no tiene efectos psicoactivos ni embriagadores. Sin embargo, como descubrirás en los próximos capítulos, el cáñamo se ha ilegalizado junto con la marihuana porque el Gobierno lo ha clasificado erróneamente como una droga peligrosa de la Lista 1. Y si bien cada vez más estados están legalizando el cultivo y la venta de marihuana, aún no está permitido cultivar cáñamo con fines comerciales.

Como farmacéutico colegiado, he sido testigo del increíble crecimiento de las compañías farmacéuticas a lo largo de los años. También he visto que muchas de estas compañías producen fármacos que pueden aliviar síntomas específicos, pero que tienen efectos secundarios peligrosos. Siempre he buscado productos naturales que puedan aportar el mismo alivio sin el riesgo de los efectos secundarios. Con esto no quiero decir que las compañías farmacéuticas no produzcan fármacos que salvan vidas, porque sí lo hacen. De todos modos, la naturaleza nos puede proporcionar muchas soluciones alternativas que funcionan bien. A lo largo de los años, a medida que leía más sobre los muchos beneficios de los extractos de aceite de cáñamo y el CBD, me di cuenta de que la clasificación del cáñamo como un fármaco de la Lista 1 no tenía ningún sentido a la luz de la investigación científica disponible. Necesitaba saber más.

Curar con el aceite de cannabis es el resultado de mis investigaciones sobre esta importante sustancia. El libro se divide en dos partes. La primera parte presenta los conocimientos básicos del cáñamo. Comienza con un vistazo a la impresionante historia del cáñamo y su importancia como cultivo popular en todo el mundo. Prosigue explicando la revolucionaria investigación científica sobre el aceite de cáñamo y sus efectos curativos sobre el cuerpo. Debido a tanta información errónea sobre los productos de aceite de cáñamo, el capítulo 4 está dedicado a hacer de ti un consumidor inteligente que sepa cómo comprar, usar y guardar productos a base de aceite de cáñamo. La primera parte concluye con una reveladora revisión de la ley, la medicina y el CBD.

La segunda parte proporciona un listado alfabético de trastornos de salud específicos y cómo se puede usar el aceite de cáñamo para aliviarlos. Cada entrada incluye una explicación del problema, sus síntomas más comunes, sus causas y su tratamiento convencional estándar y sus efectos secundarios, si corresponde. La entrada concluye con una exposición sobre cómo puedes utilizar el aceite de cáñamo para mejorar tu salud. Al final del libro hay una sección de recursos que te indica organizaciones y sitios web que pueden ayudarte a saber más sobre el cáñamo. Aquellos que deseen leer los trabajos de investigación y los artículos en los que se ha basado este libro también encontrarán una extensa lista de referencias.

La información presentada en este libro no pretende sustituir el consejo que te ha podido dar tu médico de cabecera, sino que está diseñado para aportar los datos que necesitas saber para tomar decisiones fundamentadas sobre tu salud. Si al leer este libro encuentras un tratamiento que te interesa, coméntalo con tu médico. Puedes desempeñar un importante papel sobre tu salud o tu proceso de curación.

Por mucho que pretenda guiarte hacia tratamientos seguros para tus problemas de salud, también quiero que este libro te haga enfadar. El Gobierno de Estados Unidos ha prohibido cultivar cáñamo a sus agricultores, uno de los cultivos más importantes del mundo. Después de leer las páginas que siguen, espero que aceptes que ha llegado el momento de modificar la ley y permitir que tanto nuestros agricultores como nuestra población se beneficien de esta increíble planta.

PRIMERA PARTE

Conocimientos básicos del aceite de cáñamo y el CBD

1

Historia del cáñamo

La historia del cáñamo se remonta a varios miles de años atrás; fue una de las primeras plantas en ser cultivada con unos fines diferentes a los alimentarios. Tenía numerosos usos en las antiguas culturas china e india, que iban desde símbolo religioso hasta tónico y base para materiales industriales. Siglos después, el cáñamo se extendió hasta Occidente, donde los padres fundadores de Estados Unidos utilizaron papel fabricado con fibras de cáñamo para redactar uno de los documentos más importantes de nuestra civilización. En 1850, el Gobierno de Estados Unidos indicó oficialmente las cualidades medicinales del cáñamo y del cannabis, aunque los beneficios únicos del cannabidiol (CBD) y del delta-9-tetrahidrocannabinol (THC) —las dos sustancias principales de la composición química de las plantas— no se especificarán hasta la década de 1960.

Si el cáñamo era un componente tan esencial para las sociedades de todo el mundo, ¿por qué entonces se prohibió su cultivo en Estados Unidos durante el siglo xx? Si el CBD es una versión «descafeinada» y no embriagadora del THC, ¿por qué nuestras leyes consideran ambas sustancias como si fueran iguales? Tal vez te sorprenda saber que lo único que hizo falta para que la gente temiera el cannabis y el cáñamo fueron los planes de mentalidad cerrada de poderosos políticos y de líderes en la industria. Como irás viendo, lograron atribuir un estigma a estas plantas que incluso la ciencia, la historia e innumerables historias de éxito no han logrado erradicar.

En este capítulo, ponemos de nuestra parte para alejar este estigma explorando la fascinante historia de la planta de cáñamo y su destacado compuesto, el CBD.

EL ASCENSO Y LA CAÍDA DEL CÁÑAMO

El cáñamo se ha cultivado e todo el mundo durante al menos 12 000 años. Es una variedad de la especie *Cannabis sativa* L., un nombre científico que la mayoría de gente asocia a su pariente próxima, la marihuana. Sin embargo, el cáñamo difiere de la marihuana en que carece de una cantidad significativa de THC, la sustancia química responsable de las propiedades psicoactivas de la marihuana. Las variedades de cáñamo cultivadas para alimento y fibra son pobres en THC y significativamente ricas en CBD. Estas plantas tienen un ADN completamente diferente del de las variedades de marihuana y son una fuente ideal de CBD. Como cultivo comercial, el cáñamo también ha demostrado su valor de muchas maneras: se obtienen telas, fibras, lociones, jabones, aceite de cocina y combustible, además de suplementos nutricionales. De hecho, se estima que el cáñamo tiene más de 25 000 usos únicos. A medida que sigas leyendo, irás descubriendo por qué esta planta altamente versátil tiene tantos estigmas a pesar de su intrínseco valor industrial, agrícola y médico.

El cáñamo a lo largo de la historia

Desde la antigüedad se ha fomentado el uso como medicina de diversas variedades de cannabis, entre ellas el cáñamo. Una de las primeras menciones del cáñamo como medicina fue en la farmacopea –un libro de remedios– titulada *Shennung Pen-ts'ao Ching*. Se cree que este libro es la guía medicinal más antigua del mundo. Se basaba en los tratamientos tradicionales chinos transmitidos desde la época del emperador Shen Nung, que vivió hacia 2700 a.C. Sin embargo, la guía completa no fue recopilada hasta el siglo i o ii de nuestra era. Los chinos también fabricaron la primera hoja de papel hecha únicamente con cáñamo. Algunos de los escritos más antiguos conocidos, como los textos budistas de 100-200 d.C., fueron escritos en papel de cáñamo.

El profeta persa Zoroastro situó el cáñamo en el rango más elevado en el *Avesta*, una lista de más de 10 000 plantas medicinales redactada hacia 1000 a.C. En la antigua cultura india, tanto la tradición oral como la escrita afirman que la bebida favorita del dios Indra estaba elaborada con cáñamo, mientras que Buda únicamente comió cáñamo y sus semillas durante años. El texto sagrado indio *Atharvaveda*, escrito hacia 1400 a.C., mencionaba al cannabis como un remedio contra la angustia. También describía el lanzamiento de ramas de cáñamo al fuego como ritual mágico para luchar contra las fuerzas malignas. El médico griego Hipócrates (460-370 a.C.) –cuyas enseñanzas aún se siguen en la medicina occidental de hoy en día– recomendaba el uso de cannabis en varios tratamientos.

El cáñamo probablemente se extendió por Europa hacia 1200 a.C., aunque no fue un cultivo preponderante hasta el comienzo de la Edad Media, hacia el año 500. Se volvió importante para la economía europea principalmente en la fabricación de velas y cuerdas. Italia, sobre todo, fue un importante centro de producción de cáñamo. Los italianos se enorgullecían de sus barcos superiores y de su ropa confeccionada con cáñamo. En Venecia, la casa Tana imponía y controlaba los estándares de calidad y durabilidad del cáñamo. En el siglo XVI, al darse cuenta del éxito que habían disfrutado Italia y el resto de Europa, Inglaterra entró en el mercado del cáñamo. El rey Enrique VIII impuso una multa a los agricultores que no dedicaran al menos un cuarto de acre de su tierra al cultivo de cáñamo. De todos modos, los agricultores no siempre cumplían porque no se beneficiaban del cáñamo tanto como de los cereales o de otras cosechas. Como consecuencia de ello, Inglaterra tuvo que importar de Rusia –el principal productor y exportador de cáñamo en el siglo XVII– gran parte de su cáñamo.

El cáñamo llegó a América en el siglo XVI y su versatilidad y sus valiosos roles ya eran bien conocidos. En 1619, la Primera Asamblea Nacional de Virginia promulgó una ley que exigía a los agricultores cultivar cáñamo: «Para el cáñamo […] exigimos y ordenamos a todos los propietarios de esta colonia, que tengan algunas de estas semillas, que la prueben en la próxima estación». El cáñamo era primordial para la fabricación de las velas y amarras de los veleros empleados en el transporte y el comercio, así como de las fuerzas navales de Estados Unidos y del resto del mundo. Incluso fue utilizado como moneda en el pago de impuestos.

Muchos de los padres fundadores cultivaban su propio cáñamo. Por ejemplo, George Washington a menudo escribía sobre el cáñamo que se cultivaba en las cinco granjas de su propiedad. Al principio parecía preocupado por su potencial rentabilidad y por si el cáñamo prosperaría en suelo americano, como escribió en una carta fechada en 1765: «[...] como [el cáñamo y el lino] son productos totalmente nuevos para nosotros [...] no creo que muchas tierras estén bien adaptadas para ellos». En 1794 estas preocupaciones se habían disipado, como Washington escribió al gerente de su granja: «Me complace mucho saber que el hortelano haya ahorrado tanto [...] del cáñamo de la India [...] el cáñamo puede sembrarse en cualquier parte».

Thomas Jefferson imprimió los dos primeros borradores de la Declaración de Independencia en papel de cáñamo, aunque la copia final se imprimió finalmente en pergamino. Benjamin Franklin publicó muchos artículos sobre el cáñamo en el periódico que editaba, el *Pennsylvania Gazette*. Uno de dichos artículos, que hoy en día se puede encontrar en el Gilder Lehrman Institute of American History,[1] reproducía una entrada del *Universal Dictionary* de Ephraim Chambers. La entrada describía cómo cultivar cáñamo y cuáles eran sus beneficios: «Se dice que la semilla tiene la facultad de disminuir los deseos venéreos [...] y las hojas son útiles contra las quemaduras [...] El cultivo y la explotación del cáñamo hacen de él un producto interesante en agricultura». Y si bien se rumorea que Betsy

---

1. Fundado en 1994 en la ciudad de Nueva York por los empresarios y filántropos Richard Gilder y Lewis E. Lehrman, el instituto promueve el estudio y el interés por la historia de Estados Unidos. Entre sus actividades se incluyen la creación de escuelas centradas en la historia; la organización de seminarios y cursos; la edición de publicaciones impresas y *online;* la organización de conferencias y exposiciones itinerantes y la entrega de premios y becas. *(N. del T.)*

Ross usó tela de cáñamo para confeccionar la primera bandera de Estados Unidos, es un hecho indiscutible que muchas de las primeras banderas estadounidenses estaban hechas con cáñamo. La fibra de cáñamo siguió siendo muy utilizada para fabricar papel hasta el siglo XIX, cuando el proceso de obtención de pasta de celulosa, la industria maderera y la producción de papel a escala adquirieron importancia.

En 1839, un cirujano llamado William Brooke O'Shaughnessy introdujo el cannabis en la medicina convencional después de conocer sus beneficios médicos en la India, y en 1850 se incorporó a la lista de fármacos y suplementos dietéticos de la Farmacopea de Estados Unidos. Menos de un siglo después, la planta fue prohibida, a pesar de su larga historia y de su importancia como uno de los pilares de la cultura estadounidense. ¿Qué pasó? ¿Cómo pudieron caer tan en desgracia el cannabis y el cáñamo, y por qué las leyes que autorizaban el cultivo del cáñamo han comenzado a ganar fuerza recientemente? Exploraremos estas preguntas en la siguiente sección.

¿Por qué se prohibió el cáñamo?

Como se puede ver, durante siglos el cáñamo gozó de una aprobación universal. Pero en la primera mitad del siglo XX las cosas empezaron a cambiar. En 1906, el Congreso aprobó la Pure Food and Drug Act (Ley de Pureza de Alimentos y de Medicamentos). Esta ley creó la Food and Drug Administration (FDA, Administración de Alimentos y Medicamentos) y exigía que el etiquetado de alimentos fuera preciso y honesto. En virtud de esta ley, diez ingredientes, entre ellos el cannabis, se consideraron «adictivos». Aunque no estaban prohibidos, se exigía que estos ingredientes estuvieran claramente etiquetados en los alimentos y productos médicos. La reacción negativa contra el cannabis y el cáñamo apareció en este momento. Durante la agitación de la Revolución Mexicana (1910-1920), los inmigrantes procedentes de México introdujeron en Estados Unidos el consumo recreativo del cannabis.

Si bien los estadounidenses ya habían estado consumiendo drogas de forma recreativa en los salones de opio y hachís, los inmigrantes se convirtieron en la cara del consumo de drogas. Los periódicos contaban historias de crímenes cometidos por personas que se encontraban bajo la influencia de las drogas. Los funcionarios racistas comenzaron a agrupar cannabis y cáñamo bajo el mismo nombre, «marihuana», un término de argot mexicano, para asociar las plantas con algo extraño y peligroso. El pueblo estadounidense parecía ignorar que esta «marihuana» era en realidad el cannabis y el cáñamo que habían estado cultivando y usando durante años.

En la década de 1930, todos los estados tenían regulaciones contra la marihuana y se había establecido el Federal Bureau of Narcotics (FBN, Oficina Federal de Narcóticos). La FBN propuso reemplazar la Harrison Narcotics Tax Act (Ley Harrison de Impuestos sobre Narcóticos), promulgada en 1914, por la Uniform State Narcotic Drug Act (Ley Uniforme del Estado sobre Drogas y Narcóticos) de 1934. Esta ley fue redactada como respuesta a la exigencia pública de una ley nacional con respecto a las drogas ilegales. Hacía referencia principalmente a los opiáceos y la cocaína, pero observaba que si un estado deseaba regular la marihuana, se podría aplicar la ley. Las autoridades podrían confiscar estos supuestos «venenos» si se descubría a un ciudadano en posesión de dichas sustancias.

La FBN pretendía prohibir todas las drogas recreativas. Su comisionado, Harry Anslinger, era muy rotundo en su creencia de que el cannabis provocaba que las personas se volvieran agresivas y violentas. Se produjeron películas y anuncios en los que se asociaba el cannabis y el cáñamo con colocarse, con actitudes perezosas y violentas, y con la «locura de la marihuana»,[2] aunque el cáñamo no contenga una cantidad significativa de THC, la sustancia psicoactiva.

Racismo, miedo y marihuana

La histeria que rodea al cannabis y el cáñamo se basa en ideas racistas. Los mexicanos no eran el único objetivo; la marihuana también se relacionaba con gente negra y la «perversidad».

Harry Anslinger promovió una campaña contra los músicos negros de jazz, tales como Louis Armstrong y Duke Ellington, afirmando que crearon su música «satánica» gracias al consumo de la marihuana y que esta música –y el baile que la acompaña– hacía que las mujeres buscaran relaciones sexuales con cualquiera y se volvieran rebeldes. Para subrayar su línea de ataque, Anslinger escribió a sus agentes: «Por favor, prepare todos los casos de su jurisdicción que impliquen a músicos que violen las leyes de la marihuana. Habrá una detención de todas estas personas en un único día a nivel nacional». Posteriormente aclaró que esta redada no afectaría a «los buenos músicos, sino a los de jazz» y que «el incremento [de la adicción a las drogas] es prácticamente del 100 % entre la gente [negra]». La implacable persecución de los poseedores de marihuana por parte de Anslinger y el FBN fue una *vendetta* respaldada no por la investigación científica, sino por prejuicios personales.

---

2. Con este nombre se tradujo al español la película *Reefer Madness*, de 1936, en la que se describen los peligros de la marihuana, importada clandestinamente desde México, para la salud mental. *(N. del T.)*

Mientras tanto, William Randolph Hearst, el fundador de la corporación de medios Hearst, lideró durante años un movimiento contra el cáñamo a través de la prensa amarilla: noticias exageradas y llamativas que nunca fueron respaldadas por una investigación digna de confianza. Sus periódicos pintaban la marihuana como una droga fumada por mexicanos violentos y perezosos. Al igual que Harry Anslinger, es probable que Hearst también tuviera una *vendetta* racista: según la *Smithsonian Magazine*, Hearst controlaba más de medio millón de acres de tierra en México que fue saqueada por el general mexicano Pancho Villa. La propaganda y los anuncios aterradores, promovidos por el Gobierno y por personajes influyentes como Anslinger y Hearst, tuvieron éxito. El pueblo estadounidense se volvió públicamente temeroso de la marihuana y, por asociación, receloso del cáñamo.

La economía también puede haber jugado un papel en la demonización del cannabis. En 1973, en su libro *The Emperor Wears No Clothes*,[3] Jack Herer sugiere que determinadas industrias pueden haberse sentido amenazadas por la producción de cáñamo. Entre tales industrias se pueden incluir la maderera, por la popularidad del cáñamo entre los productos de papel, y la del nailon, un nuevo tejido sintético que competía directamente con los textiles de cáñamo. Los fabricantes de estos productos buscaron eliminar la competencia estableciendo comparaciones entre el cáñamo y su pariente, la marihuana. Dado que el tejido fabricado con cáñamo es duradero y naturalmente resistente a las plagas (es decir, su producción no requiere el uso intensivo de pesticidas químicos), su éxito también pudo

---

3. *El emperador está desnudo*. Editorial Castellarte, Águilas, 2002.

ser percibido como una amenaza para la industria del algodón. La producción de algodón justifica casi la mitad del uso de pesticidas químicos en Estados Unidos. En 2014, Brian Andrew Dunning,[4] con skeptoid.com, presentó un argumento contrario a esta teoría: afirmaba que era falsa la leyenda urbana según la cual William Randolph Hearst conspiró para ilegalizar el cáñamo en Estados Unidos. Si bien esta teoría ha sido objeto de cierta controversia, no hay duda de que, al crear una percepción negativa del cáñamo en la mentalidad de la gente, estas industrias cosecharon los beneficios de debilitar su competencia.

La Marijuana Tax Act

En 1937 se aprobó la Marijuana Tax Act (Ley de Impuestos sobre la Marihuana), que gravaba un impuesto sobre la venta de cannabis. Si se descubría que alguien estaba en posesión de cannabis sin haber pagado un impuesto federal o bien no había registrado las plantas en la FBN, estaría sujeto a arresto. La ley también afectaba a aquellos médicos y farmacéuticos que prescribieran cannabis, ya que habían tenido que pasar por un arduo proceso para conseguirlo y pagaban un impuesto especial por prescribirlo. Si tampoco seguían estos procedimientos, podían ser multados o incluso encarcelados. En este momen-

---

4. Escritor y productor estadounidense (1965) dedicado a la ciencia y el escepticismo. Desde 2006 presenta un podcast semanal, Skeptoid.com, dedicado a fomentar el conocimiento al eliminar las pseudociencias generalizadas que infectan la cultura popular y reemplazarlas con una realidad mucho más fresca. Es autor de una serie de libros sobre el escepticismo científico, algunos de ellos basados en el podcast. *inFact* y *The Feeding Tube* son dos series de vídeos disponibles en YouTube, también basados en Skeptoid.com. *(N. del T.)*

to, la American Medical Association (Asociación Médica Estadounidense) se opuso firmemente a prohibir la marihuana, ya que no la veía como la droga adictiva que se decía que era:

No hay ninguna evidencia que recomiende el abuso del cannabis como agente medicinal o que demuestre que su uso medicinal conduzca al desarrollo de adicción al cannabis. En la actualidad, el cannabis se utiliza poco con fines medicinales, aunque parece que vale la pena mantener su condición de agente medicinal para los fines que tiene ahora. Existe la posibilidad de que nuevos estudios de la droga por medios modernos puede mostrar otras ventajas que se deriven de su uso medicinal.

La Marijuana Tax Act se declaró inconstitucional en 1969 después del caso «Leary vs. United States». En 1965, el doctor Timothy Leary, un profesor de Harvard, fue detenido en Texas cuando regresaba de unas vacaciones en México. Aunque se encontró una pequeña cantidad de marihuana en la ropa de su hija, él asumió la responsabilidad de su posesión en violación de la Marijuana Tax Act. Si bien inicialmente fue declarado culpable y condenado a treinta años de prisión, apeló y salió en libertad condicional. En 1968 fue detenido de nuevo en California por posesión de dos «canutos» y condenado por infringir la misma ley. Cuando finalmente se llevó el caso a la Corte Suprema, se consideró que la Marijuana Tax Act era inconstitucional porque violaba la Quinta Enmienda contra la autoincriminación. Finalmente, la condena de Leary en California fue anulada.

En 1970, la Marijuana Tax Act fue sustituida por la Comprehensive Drug Abuse and Prevention Control Act (Ley Integral sobre Prevención y Control del Abuso de Drogas). El título II de esta ley era la Controlled Substances Act (Ley sobre Sustancias Controladas), que clasificaba las drogas en cinco grupos en función de la adictividad y del uso médico aceptado en Estados Unidos. Según la Controlled Substances Act, el cáñamo y la marihuana se clasificaban como «Drogas del Grupo I», prohibiéndose en consecuencia el consumo y la posesión. Se consideraba que el cáñamo y la marihuana eran lo mismo, a pesar de la casi nula concentración de THC y la ausencia de efectos embriagadores y psicoactivos en el cáñamo. Según la ley, estas drogas tienen «un elevado potencial de abuso» y actualmente no tienen «ningún uso médico aceptado en tratamiento en Estados Unidos». La ley también prohibía cultivar cáñamo sin un permiso. Hoy en día, el cáñamo todavía se importa de otros países, aunque con un nivel de «tolerancia cero», lo que significa que los productos de cáñamo importados únicamente pueden contener cantidades traza de THC de origen natural. La Controlled Substances Act definió «cero» como menos del 0,3 %. Los productos con menos del 0,3 % de THC están exentos de la Controlled Substances Act y es legal su venta en Estados Unidos. Por ejemplo, dado que las semillas de cáñamo esterilizadas y los productos elaborados con semillas esterilizadas, los tejidos y los cosméticos no tienen THC, está permitida su importación y venta en Estados Unidos.

También se importa legalmente cáñamo verdadero, es decir, las variedades de cáñamo agrícola que no contienen droga y sus extractos, que contienen todo el espectro de fitocannabinoides naturales. Cuando se manipulan adecuadamente, estos extractos pueden proporcionar una fuente de CBD segura, efectiva y sostenible.

Las leyes actuales

La confusión ha surgido porque algunas leyes estatales actuales y la ley federal se contradicen. La posesión de cannabis todavía está prohibida a nivel estatal, pero desde 2018 más de treinta estados lo han despenalizado. El Gobierno Federal tiene autoridad para castigar a los poseedores de cannabis incluso en un estado en el que es legal, aunque es raro que esto suceda. Mientras tanto, el cultivo de cáñamo aún se encuentra en el limbo. La United States Farm Bill (Ley Agrícola de Estados Unidos) de 2014, que determina las políticas agrarias y alimentarias del país, permite que el «cáñamo industrial» –cáñamo con un nivel de THC inferior al 0,3 %– con finalidad de investigación. Los lugares de cultivo tienen que estar certificados y registrados en el estado. Más de la mitad de los estados permiten que los granjeros cultiven cáñamo industrial para estos propósitos. En 2015 se presentó en el Congreso la Industrial Hemp Farming Act (Ley sobre el Cultivo de Cáñamo Industrial). Si se aprueba, eliminaría todas las restricciones sobre el cultivo de cáñamo industrial. También retiraría el cáñamo de la lista de drogas del Grupo I, siempre que tenga un nivel de THC inferior al 0,3 %. Sin embargo, esta ley aún no se ha aprobado y actualmente se encuentra en su séptima iteración en la Cámara.[5] También se han presentado muchas

---

5. Finalmente, el Congreso de Estados Unidos aprobó la Agriculture Improvement Act of 2018 el 12 de diciembre de 2018, ley que entró en vigor el 20 de diciembre de 2018 tras su firma por parte del presidente Donald J. Trump. Esta ley establece un nuevo sistema regulatorio del cáñamo bajo la supervisión del Departamento de Agricultura, que tiene como objetivo facilitar el cultivo comercial, el procesamiento y la comercialización del cáñamo. También elimina el cáñamo y sus semillas de la definición legal de marihuana y del programa de la DEA de sustancias controladas. *(N. del T.)*

otras leyes para liberar al cáñamo de las mismas restricciones que tienen las variedades de cannabis con elevadas concentraciones de THC. Estas leyes pretenden diferenciar entre el cannabis –con mayores niveles de THC, y, por tanto, mayor riesgo– y el cáñamo agrícola –con riesgo bajo o nulo–, que no es embriagador.

Una buena analogía sería comparar el café descafeinado y el café con cafeína, con el cáñamo y la marihuana. Algunos consideran que el cáñamo y los productos derivados con CBD son versiones no embriagadoras (alternativas «descafeinadas») de los productos embriagadores (o «con cafeína») de la marihuana.

En el capítulo 3 profundizaremos en las leyes relacionadas con el cáñamo, la marihuana y el CBD.

EL DESCUBRIMIENTO DEL CBD

Aunque el cannabis se ha utilizado como medicamento durante miles de años, no fue hasta mediados del siglo XX aproximadamente cuando se consiguió extraer el cannabidiol, o CBD, y utilizarlo para tratar afecciones médicas. En las siguientes secciones revelaremos cuándo y cómo se descubrió el CBD, así como la importancia de su descubrimiento. Seguiremos su historia y comentaremos la investigación que demuestra que es una «fuerza de la naturaleza».

Investigaciones iniciales

Una de las primeras veces que se consiguió aislar el CBD de la planta del cannabis fue en 1940. Ese mismo año se detallaron los descubrimientos en el *Journal of the American Chemical So-*

ciety. Los investigadores observaron que el CBD «no mostraba ninguna de las actividades fisiológicas típicas de la marihuana». En pocas palabras, se vio que el CBD no es psicoactivo, lo que significa que, a diferencia del THC, no provoca el «subidón» que típicamente se asocia con el consumo de cannabis.

COMPOSICIÓN DEL CBD

La molécula de CBD está constituida por los elementos químicos carbono, hidrógeno y oxígeno. Su fórmula molecular es $C_{21}H_{30}O_2$. El THC tiene exactamente la misma fórmula molecular; sin embargo, la disposición de los átomos es única para cada compuesto, por lo que actúan de manera muy diferente. Esta variación es lo que le da al THC sus efectos psicoactivos, de los que carece el CBD. De hecho, el CBD contrarresta los efectos psicoactivos del THC. En la figura 1.1 se representan ambas moléculas.

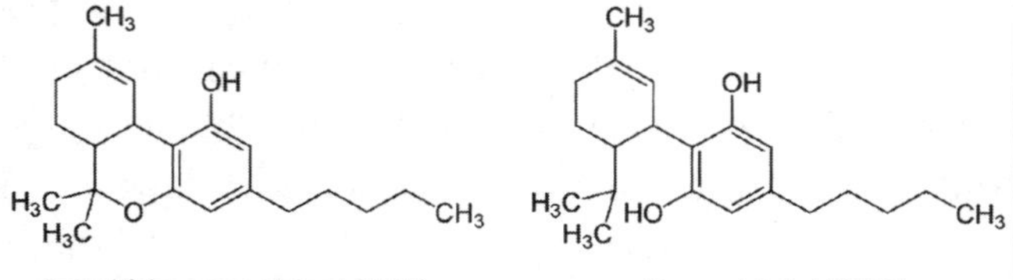

Tetrahidrocannabinol (THC)   Cannabidiol (CBD)

Figura 1.1. Estructuras químicas del THC y del CBD.

Durante los veinte años siguientes, la investigación sobre el CBD fue muy limitada. Pero a principios de la década de 1960, el doctor Raphael Mechoulam y su equipo de químicos determinaron la estructura exacta tanto del CBD como del THC. *(Véase* el recuadro «Composición del CBD» en la página 31).

El descubrimiento de la estructura química del CBD allanó el camino para que futuros científicos pudieran comprender la naturaleza del CBD y de otras estructuras químicas, conocidas como cannabinoides, presentes en el cannabis. Esto se debe a que el laboratorio del doctor Mechoulam descubrió que los cannabinoides se unen a receptores específicos dentro del cuerpo, contrariamente a la creencia popular de que alteraban «inespecíficamente» la estructura de las membranas celulares. Algunos de los receptores de cannabinoides se encuentran en las células del sistema inmunitario, lo que sugiere que los cannabinoides pueden contribuir a mejorar la inmunidad.

El doctor Mechoulam continuó estudiando durante más de cuarenta años el CBD y sus efectos sobre afecciones como la epilepsia y las náuseas. También hizo descubrimientos sobre cómo actúa el CBD cuando se encuentra dentro del cuerpo. Según un artículo publicado en la revista *O'Shaughnessy's,* el CBD se une a los receptores de cannabinoides que se encuentran en el sistema nervioso periférico. Su estructura «le permite llegar a zonas del cerebro a las que los neurotransmisores convencionales no pueden llegar». También bloquea algunos tipos de neurotransmisores inhibidores a la vez que activa receptores de neurotransmisores útiles, tales como la serotonina, un regulador del estado de ánimo. En el capítulo 2 se trata más a fondo la respuesta del cuerpo a los cannabinoides.

Interés reciente en el CBD y la marihuana medicinal

Durante muchos años, las variedades de marihuana ricas en THC fueron las más apreciadas en Estados Unidos. La mayoría de los consumidores buscaban sobre todo un «colocón» y los cultivadores y los traficantes satisfacían sus necesidades. Dado este cultivo selectivo, el contenido en CBD del cannabis disminuyó. Hasta hace poco tiempo, las variedades ricas en CBD eran casi desconocidas en Estados Unidos.

En la década de 1990 empezó a cobrar interés la marihuana medicinal. Cada vez se descubren más beneficios del CBD e incluso las compañías farmacéuticas buscan hacer efectivo el negocio. En 1996, California aprobó la Proposición 215, también conocida como Compassionate Use Act (Ley sobre el Uso Compasivo), la primera iniciativa estatal sobre marihuana medicinal aprobada en Estados Unidos. Esta ley permite que pacientes y cuidadores designados posean y cultiven marihuana para uso médico personal, siempre y cuando tengan la recomendación de un médico. Pronto, diversos estados aprobaron otras iniciativas sobre marihuana medicinal y recreativa.

A nivel internacional, la compañía británica GW Pharmaceuticals fue una de las primeras grandes defensoras de extraer CBD y utilizarlo en ensayos clínicos. GW Pharmaceuticals fue fundada en 1998 y empezó sus primeros ensayos clínicos apenas un año después. Geoffrey Guy, cofundador de GW Pharmaceuticals, buscó plantas de cannabis ricas en CBD para seleccionarlas y cultivarlas. Creía que utilizando plantas ricas en CBD, su compañía podría producir un fármaco elaborado con cannabis que pudiera tener poco o ningún efecto. Según indica en su página web, GW Pharmaceuticals trabaja con científicos de todo el mundo «para explorar el potencial de nuevas moléculas de cannabinoides en diversas áreas terapéuticas, como el glaucoma, la epilepsia o la esquizofrenia». La investigación de GW Pharmaceuticals ha espoleado un mayor interés en el tema de la marihuana medicinal y el CBD, especialmente en Estados Unidos.

En 2003, el Departamento de Salud de Estados Unidos concedió la patente núm. 6.630.507 para «cannabinoides como antioxidantes y neuroprotectores». Una patente es un derecho de propiedad concedido a un inventor por parte del Gobierno. Le permite al inventor «excluir a otros de hacer, utilizar, ofrecer para la venta o vender el invento en Estados Unidos, o importar el invento a Estados Unidos» por un tiempo limitado. El resumen de la solicitud de patente de los cannabinoides indica que se ha descubierto que el CBD y otros cannabinoides protegen las células nerviosas del daño y previenen el estrés oxidativo, un desequilibrio entre los radicales libres dañinos y la capacidad del cuerpo para neutralizar sus efectos.

Según la solicitud de patente, «el objeto de este invento es proporcionar una nueva clase de sustancias antioxidantes [...] administrando una cantidad de cannabinoide terapéuticamente efectiva a un individuo que sufre una enfermedad provocada por estrés oxidativo». Esto significa que, si se legaliza el consumo de cannabinoides, el derecho a fabricar y vender fármacos basados en cannabinoides corresponde al Departamento de Salud. El Gobierno de Estados Unidos es consciente de los beneficios médicos y económicos del cannabis, aunque aún no ha eliminado el cannabis de la lista de drogas del Grupo I de la Controlled Substances Act. Éste es otro ejemplo de las acciones contradictorias del Gobierno con respecto al cannabis y el CBD. A diferencia del THC, el CBD no está ni ha sido incluido formalmente en la Controlled Substances Act, un punto que no debe ignorarse.

A pesar de que el Gobierno aún no ha revocado la prohibición de la marihuana en todo el país, está estudiando la posibilidad de probar fármacos específicos. En 2015, la FDA aprobó el uso de Epidiolex®, uno de los productos de GW

Pharmaceuticals, en ensayos clínicos. Es importante, porque, en función de los resultados de los ensayos, Epidiolex® podría convertirse en el primer fármaco con receta con CBD en ser aprobado por la FDA. Epidiolex® contiene un 98 % de CBD como ingrediente activo y se ha diseñado para tratar a niños con una forma rara de epilepsia llamada síndrome de Lennox-Gastaut.

En 2016, se publicaron los resultados de los ensayos clínicos de fase III. En fase III, se administró el fármaco a grupos grandes de pacientes y se controlaron diferentes tipos de datos sobre éste, como efectos secundarios, efectividad y comparaciones con otros tratamientos. El ensayo fue aleatorio, doble ciego y placebo controlado. Los resultados demostraron que los pacientes que tomaron Epidiolex® experimentaron un 37 % menos de convulsiones al mes en comparación con los pacientes que tomaron placebo, que experimentaron un 17 % menos de convulsiones al mes.

En 2017, *The New England Journal of Medicine* publicó unos resultados adicionales sobre Epidiolex®. Este ensayo demostró que el CBD reducía la frecuencia de convulsiones en niños y adolescentes con síndrome de Dravet durante un período de 14 semanas, aunque se asoció con acontecimientos adversos, como somnolencia y elevación de los niveles de enzimas hepáticas. Se necesitan más datos para determinar la eficacia y seguridad a largo plazo del CBD para el síndrome de Dravet. Aunque Epidiolex® no es un fármaco sintético, carece de la mayoría de cofactores naturales que se encuentran en los medicamentos, preparaciones y remedios antiguos elaborados con toda la planta de cáñamo.

También han surgido preguntas sobre las interacciones fármaco-fármaco referidas a este ensayo entre el CBD y los otros medicamentos antiepilépticos. Estas interacciones con los medicamentos muestran claramente que al aislar el CBD al 98 % y omitir los cofactores naturales, como exige el proceso de aprobación de fármacos por parte de la FDA, es mucho menos efectivo que los productos a base de aceite de CBD de cáñamo agrícola, con entre el 2 y el 5 % de CBD de origen natural. Esto se debe a que son productos completamente diferentes en dos mercados totalmente diferentes con clientes diferentes. Epidiolex® parece ser un medicamento farmacéutico innovador, mientras que los extractos de cáñamo agrícola, que son una fuente de CBD natural, parecen ser el suplemento dietético más revolucionario hasta la fecha.

Suplemento de CBD

Como producto suplementario, los extractos de CBD de cáñamo se encuentran normalmente como aceite y se venden en tiendas naturistas, en dispensarios y *online*. Uno de los primeros casos significativos en probar la efectividad del aceite de CBD fue el de Charlotte Figi. Su historia se emitió en el canal de noticias CNN en 2013, lo que atrajo la atención mundial sobre los beneficios médicos de los productos de CBD. Charlotte tenía cinco años y sufría más de 300 crisis convulsivas tónico-crónicas a la semana cuando sus padres decidieron tratarla con aceite de CBD. Anteriormente ya habían probado medicamentos farmacéuticos y otros tratamientos médicos que no le aportaron una mejora significativa, y recurrieron al aceite de CBD después de ver un documental sobre la marihuana medicinal. Casi el 100 % de las crisis convulsivas de Charlotte fueron tratadas con el aceite de CBD.

Charlotte's Web (o aceite de Charlotte), llamado así por Charlotte Figi, es un producto rico en CBD y pobre en THC.

Fue desarrollado en 2011 por seis hermanos que cruzaron una variedad de marihuana con cáñamo industrial, obteniendo plantas con un nivel de CBD más alto que en la mayoría de plantas de marihuana. Usaron estas plantas para extraer su aceite.

La agencia gubernamental National Institutes of Health (Institutos Nacionales de la Salud) ha reconocido que el CBD puede ser muy útil para tratar una amplia variedad de enfermedades de tipo inflamatorio, incluidas depresión, ansiedad, obesidad e incluso cáncer. Su resumen informativo sobre la administración de cannabis y cannabinoides en caso de cáncer incluye el uso del cannabis para aliviar el dolor, las náuseas y la ansiedad, así como para frenar los desagradables efectos secundarios de la quimioterapia, citando los resultados de varios estudios clínicos. Incluso con este reconocimiento y sin la fuerza de la ley, la Drug Enforcement Administration (DEA, Administración para el Control de Drogas) sugiere que los extractos de CBD son lo mismo que un «extracto de marihuana» que se clasifica dentro del Grupo I: «Todos los extractos que contienen CBD también contendrán pequeñas cantidades de otros cannabinoides [...] tales extractos de marihuana permanecen en el Grupo I». Aunque la expresión exacta del CBD no aparece ni ha aparecido nunca en el Grupo I, de nuevo la posición de la DEA sobre los extractos de CBD parece ser por defecto la de su política de tolerancia cero con respecto al THC, incluidas las cantidades traza que aparecen de manera natural en el cáñamo.

Sólo el Congreso, y no la DEA, tiene el poder de legislar. Los productos de cáñamo ya son legales a nivel federal; sin embargo, los tribunales deben determinar las cuestiones que rodean la propiedad intelectual y, en última instancia, el destino de los productos del cannabis, especialmente el CBD.

Hoy en día, comprar y vender legalmente aceite de CBD es una zona gris: en algunos estados que permiten la marihuana recreativa y medicinal, estos productos están permitidos; pero a nivel federal, las cosas son un poco diferentes cuando se habla del CBD aislado, que está a la espera de la aprobación formal por parte de la FDA. Como has visto en la página 26, los únicos productos de cannabis y cáñamo libres de cualquier riesgo en Estados Unidos son aquellos que no contienen THC, ni tan siquiera los que contienen cantidades traza ya excluidos de la definición de marihuana que hace la Controlled Substances Act y que se encuentran en productos legales de cáñamo. Esta desconcertante contradicción es el corazón del debate.

Sin embargo, la DEA todavía considera que el aceite de CBD es un extracto de marihuana sin uso médico aceptado. Contrariamente a la DEA, la FDA considera que el CBD es un «nuevo medicamento» que se debe usar bajo supervisión médica y que no se puede etiquetar como suplemento dietético. A pesar de la incertidumbre que rodea la legalidad del CBD, no hay ninguna duda de que el CBD es beneficioso para tratar y controlar muchas enfermedades.

CONCLUSIÓN

Es lamentable que después de una largos y contrastados antecedentes, las tácticas del miedo y la propaganda hayan provocado la caída del cáñamo y el cannabis. Antaño, el cáñamo era vital para la producción de suministros y tejidos en Estados Unidos, a la vez que se promocionaban los beneficios médicos del cannabis. Pero en la década de 1930, los políticos y las industrias rivales intentaron destruir el cáñamo y el cannabis, primero gravándolos con un impuesto y, finalmente, prohibiéndolos. Las fuerzas del mercado condujeron al desarrollo de medicamentos patentables que inevitablemente sustituyeron los extractos naturales de cáñamo con los fármacos sintéticos de cannabis Dronabinol® (Marinol®) y Nabilone® (Cesamet®), aprobados por la FDA.

En la actualidad, sin embargo, los extractos de CBD de cáñamo natural están despertando el interés y la atención. Si bien la investigación sobre el CBD está aún en sus inicios, los resultados son prometedores. A medida que se hagan más pruebas con fármacos con CBD, el estigma que los rodea finalmente podrá olvidarse. El CBD puede servir para beneficiar a una nueva generación de pacientes; ya se ha demostrado que mata células cancerígenas, alivia el dolor y las náuseas, frena la ansiedad, detiene las convulsiones, etc. El capítulo 2 trata de la ciencia que hay detrás de este proceso de curación.

2

La ciencia del CBD

En el capítulo 1 has aprendido los muchos usos que ha tenido la planta del cáñamo a lo largo de la historia. El cáñamo era una parte importante de las sociedades de todo el mundo, y se utilizaba como fármaco, como alimento y como materia prima para fabricar telas. Pero las agendas políticas han provocado que se ignoraran los beneficios del cáñamo por culpa de la mala imagen de otra planta de la misma familia, la marihuana. Parece que la gente ha olvidado los beneficios médicos probados del cáñamo. En este capítulo encontrarás más información sobre la ciencia del cáñamo y el CBD, y cómo éstos pueden ayudar a tratar enfermedades tales como la epilepsia, la depresión y el cáncer, entre muchas otras.

PRINCIPIOS BÁSICOS DEL CÁÑAMO

Es importante entender cómo funciona la planta del cáñamo, cómo se extrae y procesa el CBD, y en qué se diferencia de la marihuana. Ambas son variedades del cannabis, cultivadas con unos fines únicos: la marihuana se cultiva específicamente por sus propiedades psicoactivas y embriagadoras, mientras que el cáñamo históricamente se ha cultivado por sus semillas y su fibra.

Ello se debe a ligeras diferencias en la composición química y el ADN: ambas plantas producen los cannabinoides THC y CBD en sus brotes y sus hojas, pero mientras las plantas de marihuana suelen tener un contenido en THC de entre el 5 y el 25 %, el cáñamo agrícola tiene una cantidad insignificante, por lo general inferior al 0,3 % de THC. También difieren ligeramente en el aspecto. El cáñamo crece mucho más que la marihuana. Las plantas de cáñamo miden entre 3 y 5 m de altura, mientras que las de marihuana no superan los 2 m de altura. Otra diferencia es que las plantas de marihuana se extienden en vez de crecer hacia arriba. Además, tienden a ser más arbustivas y densas que las plantas de cáñamo, y necesitan estar separadas entre sí para que la luz del sol llegue más fácilmente a los cogollos. Los cogollos de ambas plantas son similares, aunque los de la marihuana suelen tener un aspecto más «peludo».

Las plantas de cáñamo varían en tamaño y reflejan las condiciones ambientales. Algunas tienen tallos delgados, mientras que en otras variedades son muy gruesos y portan poca vegetación, excepto en los extremos floridos. Cuando los cultivadores plantan cáñamo, el espacio reservado entre planta y planta depende de si su finalidad es comercializar la fibra o la semilla. Cuando lo cultivan por la fibra, las plantas se suelen sembrar muy juntas; en cambio, cuando se cultivan por las semillas, las plantas se pueden plantar más separadas para que tengan más espacio para florecer.

En 2013, en un encuentro con el Congreso, la DEA alegó que legalizar el cultivo del cáñamo industrial «proporcionaría una excusa fácil para ocultar plantas de marihuana más potentes». Simplemente no es verdad. No sería prudente plantar cáñamo y marihuana juntos, porque la polinización cruzada haría que las plantas hijas fueran estériles. Una persona que intentara ocultar plantas de marihuana en un campo de cáñamo acabaría teniendo marihuana con baja concentración de THC y efectos psicoactivos y embriagadores muy débiles. De hecho, la marihuana sería *menos* potente. Por esto es tan importante para los responsables de las políticas entender las diferencias entre las dos plantas; legalizar el cultivo del cáñamo en todo el país no llevaría a más personas a drogarse.

CÁÑAMO INDUSTRIAL EN ESTADOS UNIDOS

En el capítulo 1 has visto que la United Stated Farm Bill de 2014 legalizó el cultivo de cáñamo industrial en unos cuantos estados. La sección 7606 define «cáñamo industrial» como una variedad de la planta *Cannabis sativa* con un nivel de THC que no supera el 0,3 % en peso seco. La ley permite que el cáñamo industrial se plante, cultive y comercialice con fines educativos y de investigación. A continuación veremos qué productos se elaboran con cáñamo y qué parte de la planta se utiliza para ello.

Probablemente, el tallo sea la parte del cáñamo que tenga más usos diferentes. Se puede procesar para elaborar tejidos; quizá hayas visto ropa y calzado hechos con cáñamo. Se considera que esta ropa es más respetuosa con el medio ambiente que la de algodón porque el cáñamo tiene resistencia natural a las plagas, por lo que resulta innecesario utilizar pesticidas químicos tóxicos.

El tallo también se puede transformar en materiales industriales o de construcción, como cordajes, aislantes o lienzos (el término en inglés para «lienzo» es *canvas,* que deriva de la palabra *cannabis).* Durante siglos, la parte interna también se ha utilizado para fabricar papel.

Las semillas de cáñamo se suelen utilizar como comida y en suplementos y cosméticos. Son ricas en ácidos grasos esenciales omega-3 alfa-linoleico y omega-6 linoleico que nuestro cuerpo necesita pero que no es capaz de fabricar. Las semillas también se emplean para fabricar el popular aceite de semillas de cáñamo, un suplemento dietético notable. El aceite de semillas de cáñamo a menudo se conoce simplemente como «aceite de cáñamo». Ten en cuenta que *no* es lo mismo que el aceite de CBD de cáñamo o los extractos de cáñamo, cuyos beneficios se comentan en este libro. De todos modos, las semillas de cáñamo tienen sus propios efectos sobre la salud. *(Véase* el recuadro «Semillas de cáñamo y salud» en la página 46).

A mucha gente le gusta utilizar el aceite de semillas de cáñamo en la piel o en el pelo por sus propiedades hidratantes. A lo largo de la historia, el aceite de semillas de cáñamo también se ha utilizado como biocombustible. Es un combustible libre de contaminantes, cuatro veces más energético que el etanol obtenido del maíz. Algunos fabricantes de automóviles están trabajando para adaptar los motores de sus vehículos para que funcionen con aceite de semillas de cáñamo y sean más «verdes» y reciclables. A partir de las semillas de cáñamo también se puede obtener proteína en polvo como alternativa vegana a las proteínas animales.

El CBD se encuentra sobre todo en las hojas y las flores de cáñamo, aunque también hay cantidades apreciables en los tallos y el aceite de semillas. La extracción de CO_2 es una manera respetuosa con el medio ambiente de producir extractos de cáñamo ricos en CBD de espectro completo. Las hojas son conocidas por su naturaleza absorbente y se pueden usar como lechos para animales o como compost o como acolchado *(mulch)*. Las raíces también se pueden usar como compost porque tienen muchos nutrientes.

SEMILLAS DE CÁÑAMO Y SALUD

Mientras que la legalidad del CBD ha sido puesta en duda reiteradamente, las semillas de cáñamo son un componente totalmente legal que tiene sus propios beneficios. Las semillas de cáñamo que han sido esterilizadas no tienen THC. Se pueden comer crudas, molidas, licuadas en leche o zumo, o prensadas en aceite.

En 2017, un estudio mostró los potenciales efectos antiinflamatorios de una sustancia presente en las semillas de cáñamo llamada grossamida. Los investigadores demostraron que la grossamida bloqueaba los componentes proinflamatorios del cuerpo y concluían sugiriendo «que la grossamida podría ser un candidato terapéutico potencial para inhibir la neuroinflamación en enfermedades neurodegenerativas».

Aparte de las nuevas investigaciones sobre la grossamida, las semillas de cáñamo tienen el beneficio demostrado de aportar los ácidos grasos esenciales que el cuerpo necesita pero que no puede fabricar por sí mismo. Los más significativos de estos ácidos grasos son el omega-3 y el omega-6. Si consumes una cantidad óptima de estas sustancias, puedes aliviar el dolor articular, reducir los niveles de triglicéridos, enriquecer las células cerebrales y aportar decenas de otros beneficios para la salud. ¡El aceite de semillas de cáñamo está compuesto por más de un 80% de ácidos grasos esenciales!

Hay muchos argumentos sólidos que respaldan la legalización del cáñamo en todos los estados. Es importante subrayar que *no* es una droga y que sus productos no harán que nadie se drogue. Es una importante sustancia industrial y un material vegetal respetuoso con el medio ambiente que se puede utilizar en miles de productos. Los extractos de cáñamo que contienen CBD de origen natural se pueden emplear para aliviar muchos problemas de salud, como verás a continuación.

CÓMO FUNCIONA EL CBD EN EL CUERPO

Cuando consumes un producto de cáñamo preparado con CBD, quizá te preguntes qué hace el CBD dentro de tu cuerpo para que éste se beneficie. Los cannabinoides como el CBD interactúan con el *sistema endocannabinoide y otras dianas* del cuerpo. El sistema endocannabinoide es una red de receptores celulares, moléculas y enzimas presentes en el cerebro y el sistema nervioso que colaboran para desempeñar funciones específicas. El sistema endocannabinoide desempeña un importante papel en diversos procesos psicológicos, como el apetito, la sensación de dolor, la ansiedad, el estado de ánimo y la memoria.

Nuestro cuerpo fabrica sustancias que participan en el sistema endocannabinoide, llamadas *endocannabinoides*. Sin embargo, el CBD no es un endocannabinoide, sino un *fitocannabinoide*, es decir, un cannabinoide que procede de una planta. En las próximas secciones explicaremos las diferentes partes del sistema endocannabinoide y cómo afecta a cada una de ellas el CBD.

Receptores celulares

Un receptor celular es una proteína que está fijada a la membrana celular. El receptor reacciona a las señales químicas entrantes. Las combinaciones de señal y receptor pueden entonces determinar la actividad de la célula. En el sistema endocannabinoide, los dos principales receptores de cannabinoides se llaman CB1 y CB2. Los receptores CB1 se encuentran sobre todo en el cerebro, el sistema nervioso y determinados órganos y tejidos, mientras que los receptores CB2 se encuentran sobre todo en los glóbulos blancos. Investigaciones recientes también han descubierto receptores CB2 en determinadas regiones cerebrales. A menudo, el CBD no se une directamente a estos receptores, pero sí ejerce algunos efectos interesantes sobre éstos. El CBD también interactúa con otros receptores, como verás en las siguientes secciones.

Receptores CB1 y CB2

Los niveles más altos de receptor CB1 se encuentran en el cerebro, particularmente en el hipocampo, el córtex cerebral, el cerebelo y los ganglios basales. Estas partes del cerebro se ocupan de los comportamientos y los movimientos motores, la cognición, la memoria a corto plazo, la capacidad de atención, el lenguaje, el equilibrio, etc. Esto significa que estas funciones son las que se ven más afectadas por el consumo de cannabis. El THC –el componente psicoactivo de la marihuana– se une directamente al CB1, a diferencia del CBD, que no se une. Es más, el CBD *previene* la unión del THC con el CB1.

Pongamos el ejemplo de una persona que ingiere un producto rico en CBD y pobre en THC. No se sentirá colocada porque no sólo el nivel de THC es bajo, sino porque el CBD interactúa con los receptores CB1 de su cuerpo. El CBD envía una señal química al receptor que hace que éste cambie de forma. Cuando cambia la forma del receptor, disminuye su capacidad de encajar perfectamente con el THC. Los efectos psicoactivos del THC no serán fuertes, si es que se manifiestan. Por su parte, el receptor CB2 se localiza sobre todo en los glóbulos blancos. Los glóbulos blancos son el director del sistema inmunitario porque protegen el cuerpo frente a infecciones y cuerpos extraños. Si bien los estudios han demostrado que el THC tiene un efecto sobre el receptor CB2, es mucho menos conocido el efecto del CBD sobre dicho receptor. Se cree que el CBD se comunica indirectamente con el receptor CB2.

Otros receptores

El CB1 y el CB2 pueden ser los principales receptores del sistema endocannabinoide, aunque hay otros receptores que juegan un papel importante en el cuerpo. El CBD reacciona con receptores llamados 5-HT1A, TRPV-1, GPR55 y GABA-A. Estos nombres pueden parecer técnicos, pero los analizaremos con palabras sencillas y explicaremos cómo afecta tu salud cada uno de ellos. También describiremos cómo interactúa el CBD con cada receptor. Hay muchos más receptores que interactúan con el CBD, pero éstos son algunos de los más notables.

Receptor 5-HT1A

El receptor 5-HT1A se puede encontrar prácticamente en las mismas partes del cerebro que el receptor CB1. Algunas de las funciones que afecta son el estado de ánimo, el apetito, los patrones de sueño y la percepción del dolor. Forma parte de una familia de receptores que a veces se conocen como «receptores de la serotonina», llamados así por el neurotransmisor que potencia los sentimientos de felicidad. La serotonina activa estos receptores. Sin embargo, el CBD también puede activar directamente el receptor 5-HT1A. En 2014, un estudio llevado a cabo con animales demostró que la interacción del CBD con el receptor 5-HT1A provocaba efectos antidepresivos y ansiolíticos.

Receptor TRPV-1

El receptor TRPV-1 está presente principalmente en el sistema nervioso periférico, que conecta el sistema nervioso central con el resto del cuerpo. Específicamente, el receptor TRPV-1 interviene en la transmisión y mediación del dolor, la inflamación y la temperatura corporal. El CBD se une al receptor TRPV-1 y lo estimula, hecho que alivia el dolor. Más detalladamente, se cree que en realidad el CBD desensibiliza el receptor TRPV-1. Esta acción puede ser útil para tratar problemas en los que la sensibilidad del TRPV-1 está incrementada, como en la artritis reumatoide. El estudio que demostró estos descubrimientos concluye que «el CBD, un compuesto que no es tóxico ni psicoactivo, puede suponer una alternativa farmacológica útil en el tratamiento del dolor crónico asociado con la enfermedad».

Receptor GPR55

El receptor GPR55 se manifiesta en el cerebelo y en los osteoblastos, células encargadas del desarrollo del hueso. A veces se conoce como «receptor huérfano» porque los investigadores desconocen si forma parte de una familia más extensa de receptores. El receptor GPR55 ayuda a equilibrar la tensión arterial y la densidad ósea. Cuando está alterado, puede reaccionar desproporcionadamente, provocando enfermedades como osteoporosis, cáncer u obesidad. Ruth Ross, investigadora de la Universidad de Aberdeen, ha observado que el CBD es un antagonista del receptor GPR55; esto significa que el CBD puede evitar que el receptor GPR55 se «sobreseñalice».

Receptor GABA-A

De manera similar a cómo el CBD cambia la forma del receptor CB1, el CBD también puede cambiar la forma del receptor GABA-A. Normalmente, este receptor se une al ácido gamma-aminobutirítico (GABA), un neurotransmisor que tiene efecto calmante. Cuando el CBD modifica la forma del receptor GABA-A, se potencia este efecto calmante. Un estudio publicado en 2017 probó el efecto del CBD sobre los receptores GABA para descubrir si su relación podría explicar los rasgos antiepilépticos, ansiolíticos y calmantes del CBD. Los autores concluyeron que «[los] resultados revelan un modo de acción del CBD sobre los receptores GABA-A específicamente configurados que puede ser relevante para los efectos anticonvulsivos y ansiolíticos de este compuesto».

SEGURIDAD DEL CBD

Muchas personas tienen dudas sobre si consumir CBD o apoyar su uso por culpa de la información contradictoria que hay respecto a su seguridad. Sin embargo, diversos estudios han demostrado que por lo general el CBD es seguro y bien tolerado, incluso en dosis elevadas y con un uso crónico. En 2011, un metaanálisis de más de 130 estudios y artículos sobre el CBD concluyó:

> El CBD no es tóxico en células no transformadas y no induce cambios en la ingesta de comida ni en la catalepsia, no afecta los parámetros fisiológicos (frecuencia cardíaca, tensión arterial y temperatura corporal), no afecta el tránsito gastrointestinal y no altera las funciones psicomotrices y psicológicas. Además, el uso crónico y elevadas dosis de hasta 1500 mg/día de CBD son bien tolerados en humanos.

Esta revisión examinó estudios que probaba los efectos del CBD tanto en animales como en humanos. Los estudios fueron una combinación de pruebas *in vivo* realizadas con animales vivos y de pruebas *in vitro* realizadas con células fuera de su entorno biológico normal.

En estos estudios, no se encontró que el CBD tuviera efectos secundarios significativos, incluso con dosis elevadas. No interfería con funciones psicomotrices ni psicológicas importantes, y los individuos que participaron en una prueba de aprendizaje de pares asociados no vieron afectados sus resultados por el uso del CBD. Los estudios sobre un uso más crónico del CBD demostraron que éste fue bien tolerado en varias poblaciones, tanto sanas como enfermas. No afectó los análisis sanguíneos, urinarios, psiquiátricos, clínicos ni neurológicos de los pacientes. Varios pacientes con trastornos psiquiátricos (incluidos esquizofrenia y trastorno bipolar) mostraron resultados extremadamente positivos después de tomar CBD diariamente durante tres o cuatro semanas. Se redujeron sus síntomas psicóticos y experimentaron menos efectos secundarios que los que habían experimentado con los fármacos prescritos.

El CBD también se ha probado en un ensayo clínico de cuatro semanas con enfermos de párkinson. Las dosis de CBD variaron entre 150 y 400 mg al día y se administraron junto con los tratamientos habituales de los pacientes. Al cabo de las cuatro semanas, el estudio observó que no se habían producido efectos secundarios graves, los síntomas cognitivos y motores no experimentaron cambios, y los síntomas psicóticos de los pacientes se redujeron notablemente. Tomada esta información combinada con los resultados del estudio de los pacientes con esquizofrenia, parece que el CBD tiene el potencial de reducir en gran medida los síntomas psicóticos.

Interacciones

Aunque no se ha demostrado directamente que el CBD interactúe con los medicamentos farmacéuticos, hay cierta preocupación sobre cómo interactúa el CBD con determinadas enzimas hepáticas. Esta familia de enzimas hepáticas, llamadas citocromo P450 o CYP, metaboliza la mayoría de los medicamentos farmacéuticos. Se cree que más del 60 % de los fármacos comercializados son degradados por el CYP.

Determinadas dosis de CYP desactivan estas enzimas, aunque no se ha determinado la dosis exacta. El CBD compite con las enzimas CYP por los mismos lugares en el hígado. Ambos compuestos se sustituyen y se desactivan el uno al otro. El CYP es entonces incapaz de metabolizar otras sustancias.

Sin embargo, el grado en el que el CBD interactúa con las enzimas CYP varía mucho dependiendo de una serie de factores. La cantidad de CBD consumido, la forma en que es consumido (cápsula o pastilla, pasta, bálsamo, etc.), la potencia del CBD o la constitución genética de la persona que consume el CBD, entre otros factores, pueden afectar cómo compite el CBD con las enzimas CYP. También parece que los diferentes medicamentos farmacéuticos se ven afectados de diferentes maneras: en un ensayo clínico se observó que una dosis oral de 25 mg de CBD puro aislado influía sobre el metabolismo de un fármaco anticonvulsivo. Al contrario, el CBD inducía al CYP1A1, responsable de la degradación de sustancias cancerígenas tales como benzopireno. El CYP1A1 se puede encontrar en el intestino y, por lo tanto, la mayor actividad inducida por el CBD podría prevenir el paso de sustancias cancerígenas al torrente sanguíneo y así ayudar a proteger el ADN. En otro ensayo clínico se observó que una dosis sublingual de 40 mg de aerosol rico en CBD no tenía ningún efecto sobre las enzimas CYP.

Se requiere más investigación en esta área antes de tomar una determinación clara sobre cómo interactúa exactamente el CBD con los medicamentos farmacéuticos. Por ahora, parece más seguro evitar mezclar más de 15 mg de CBD al día con múltiples medicamentos farmacéuticos sin el consentimiento del médico.

Potenciar los efectos del CBD
El cuerpo no absorbe muy eficazmente el CBD aislado si se toma solo. Investigadores y aficionados buscan sustancias que puedan ser combinadas con el CBD para mejorar su biodisponibilidad (nivel de dosificación que llega a la circulación y tiene un efecto activo en el cuerpo). Las evidencias sugieren que la coadministración oral de lípidos mejora la exposición sistémica de ratas al THC y al CBD en 2,5 y 3 veces, respectivamente, en comparación con formulaciones sin lípidos. Busca productos a base de CBD que contengan lípidos, como aceite de oliva virgen extra.

CONCLUSIÓN

En este capítulo has aprendido sobre la ciencia que hay detrás del cáñamo y del CBD. El cáñamo y la marihuana tienen cualidades peculiares y desempeñan funciones diferentes. El cáñamo es una planta extremadamente útil por muchos motivos y los investigadores deberían poder cultivarla y estudiar sus beneficios sobre la salud sin temor a las consecuencias. Hasta el momento, como mínimo conocemos algunos receptores sobre los cuales interactúa el extracto de CBD del cáñamo. Estas interacciones receptor-CBD pueden ayudar a aliviar síntomas de depresión, ansiedad, dolor, inflamación y osteoporosis, entre otros. En la segunda parte exploraremos afecciones específicas y explicaremos los beneficios que el CBD tiene sobre cada una de ellas.

3

Estatus legal del cáñamo
y del aceite de CBD

En capítulos anteriores hemos abordado el estatus legal del cáñamo, del CBD y de los remedios elaborados con estas sustancias. Las leyes actuales referentes al cannabis –que controlan el cultivo y la distribución de cáñamo y marihuana– han cambiado durante las últimas décadas. Pero mientras durante la mayor parte del siglo XX la política y el movimiento legal fueron en la dirección de restricciones y prohibiciones, desde el inicio del nuevo milenio ha habido un rápido movimiento hacia la legalización.

En este capítulo revisaremos la historia de las leyes del cannabis y explicaremos cómo hemos llegado a las leyes modernas. Estudiaremos más de cerca las diversas contradicciones y las declaraciones legales confusas, y revisaremos algunos de los principales estudios que analizan los efectos de la marihuana medicinal legal. Cada año que pasa se aprueban más leyes sobre la marihuana medicinal en diferentes estados, y a pesar de un pasado cargado de controversias, el futuro parece radiante para el cáñamo, el CBD y la marihuana medicinal, así como para todos los pacientes que pueden beneficiarse de ellos.

ESTABLECIMIENTO DEL FEDERAL BUREAU OF NARCOTICS

La visión del cannabis como una sustancia peligrosa empezó a ganar fuerza después de que el Gobierno iniciara su lucha contra los opiáceos y los narcóticos a principios del siglo xx. En aquel momento, los opiáceos y los narcóticos –como la cocaína, la heroína y la morfina– eran más populares que el cannabis *(véase* el recuadro «Adicción a las drogas en el siglo xx» en la página 60). Los legisladores intentaban regular y limitar la distribución y venta de drogas y alcohol, con diversos grados de éxito.

En 1914, el Congreso aprobó la Harrison Narcotics Tax Act. Fue la primera ley federal en regular el uso médico y criminalizar el uso no médico de las drogas, sentando las bases para leyes más estrictas en años futuros. La Harrison Narcotics Tax Act imponía tasas y regulaciones a la fabricación y distribución de opiáceos. Médicos, naturópatas, farmacéuticos y otros sanadores tenían que pagar un impuesto y obtener una licencia para prescribir y vender dichas drogas. Era ilegal que alguien poseyera estas drogas a menos que hubiera pagado el impuesto y obtenido la licencia, o que algún médico con licencia se las hubiera recetado.

Aunque la Harrison Narcotics Tax Act describía las sanciones por violación de la ley, no otorgaba a los estados el poder de incautar drogas ilegales. La ley estaba más enfocada en penalizar a la gente por evasión de impuestos; de hecho, su título oficial era «Una ley para garantizar el registro con recaudadores de impuestos internos y para imponer un impuesto especial a todas las personas que negocian con opio o con hojas de coca».

A medida que los oficiales tomaban medidas enérgicas contra el consumo de opiáceos, narcóticos y cocaína –así como contra el consumo de alcohol–, fumar cannabis empezó a ganar popularidad como actividad recreativa. Durante y después de la Revolución Mexicana (1910-1920), Estados Unidos experimentó un aumento en el número de inmigrantes mexicanos. Con los nuevos inmigrantes llegaron antiguas tradiciones, y una nueva palabra («marihuana»), entró a formar parte del vocabulario del país. «Marihuana», evidentemente, es simplemente otra palabra para referirse a las plantas de cannabis, utilizadas desde hace milenios. Sin embargo, políticos y funcionarios con una agenda nacionalista aprovecharon esta desconocida palabra para iniciar una campaña de propaganda contra los inmigrantes mexicanos.

Muchos periódicos etiquetaron a estos inmigrantes como violentos, perturbadores, peligrosos y perezosos. La «marihuana» que algunos de ellos consumían de forma recreativa fue acusada de ser la fuente de este comportamiento desviado. Poderosos hombres de negocios como William Randolph Hearst aprovecharon cualquier oportunidad para publicar caricaturas y artículos sobre el cannabis y los mexicanos.

El Federal Bureau of Narcotics (FBN, Oficina Federal de Narcóticos) se estableció en 1930 para hacer cumplir la Harrison Narcotics Tax Act. Sin embargo, la FBN vio que la antigua ley no era adecuada para sus propósitos y presionó para reemplazarla. En 1934, la FBN aprobó la Uniform State Narcotic Drug Act. Esta nueva ley cumplía con la demanda de una ley uniforme a nivel nacional para procesar a aquellas personas que poseían narcóticos (por ejemplo, heroína, morfina y opio) de manera ilegal. Si bien aún se centraba en los narcóticos, se añadió una proposición condicional para el cannabis: «Cualquier estado que desee regular la venta y posesión de marihuana, sencillamente ha sido instruido para que añada el cannabis a la definición de "narcóticos"». Esto permitió que el cannabis fuera tratado como un narcótico si el estado así lo deseaba. Esto marcó el inicio de la regulación del cannabis.

ADICCIÓN A LAS DROGAS A PRINCIPIOS DEL SIGLO XX

Mientras que la mayoría de nosotros estamos familiarizados con el movimiento antialcohol −que condujo a la Decimoctava Enmienda de 1919, que prohibía la producción y la venta de alcohol−, muy pocos somos conscientes de los problemas con las drogas que existían a principios del siglo xx. Durante siglos, curanderos de todo el mundo han usado numerosos brebajes a base de cocaína, heroína y morfina para aliviar el dolor y muchos otros trastornos de salud. En las culturas occidentales, doctores, osteópatas, naturópatas, farmacéuticos, dentistas, herbolarios o cualquier otra persona que se considerara sanador podía ofrecer pociones con estos opiáceos. Y no sólo eran estos productos −como el láudano (una tintura alcohólica de opio)− los que se encontraban a menudo en los estantes de las farmacias, sino que vendedores de «aceite de serpiente» viajaban por todo el país vendiendo los mismos productos adictivos, que garantizaban «curas» y clientes habituales. A finales del siglo XIX, se popularizó fumar opio como sistema de relajación. Al igual que los bares en las culturas occidentales se habían convertido en lugares para beber alcohol y socializar, los chinos habían establecido fumaderos de opio en muchas de las principales ciudades de Europa, América del Norte y Australia. Inicialmente pensadas para los trabajadores chinos, estos establecimientos empezaron a atraer rápidamente clientes no chinos. En Inglaterra, Canadá y Estados Unidos crecía el uso del opio. Era legal el consumo de cualquiera de estas drogas duras en medicamentos y productos relajantes. Hacia 1900 se aprobaron muchas ordenanzas locales en ciudades como San Francisco o Nueva York, aunque muy pocas se hicieron cumplir.

En ese momento, a medida que el movimiento anti-alcohol comenzó a crecer, se fomentó la idea de que beber era una conducta inmoral que conducía a la destrucción de familias, a la prostitución y a numerosos otros vicios. El uso de opiáceos se veía de una manera similar, aunque con una importante diferencia: se veía más bien como un «problema chino», es decir, como un problema étnico. Con el tiempo, esta acción de señalar a un grupo étnico como la fuente responsable de la venta de drogas tuvo una gran influencia en las políticas gubernamentales de drogas en toda clase de niveles.

Inicialmente, la Harrison Narcotics Tax Act de 1914 se redactó para controlar la venta de opiáceos y de hojas de coca a diversos profesionales a través de su registro obligatorio. Sin embargo, a medida que aumentaban los poderes del FBN para incluir cualquier «droga narcótica», se podía incautar todo lo que se considerara una «droga ilegal». Ahora, entrado el siglo XXI, parece persistir la misma actitud en muchas agencias federales a pesar de las investigaciones llevadas a cabo con el cáñamo.

HARRY ANSLINGER Y LA PROPAGANDA

El primer director del FBN fue Harry Anslinger, quien quizá fue un activista declarado de la prohibición del cannabis, aunque no están claras las razones por las que se opuso tan vehementemente al cannabis. Antes de su cargo en el FBN, Anslinger había sido capitán de la policía ferroviaria en la Pennsylvania Railroad e inspector adjunto de la Treasury Department's Bureau of Prohibition (Oficina de Prohibición del Departamento del Tesoro). Era conocido como una figura honesta que buscaba acabar con la corrupción. Algunos críticos dicen que quería mantener esta reputación después del fracaso de la prohibición del alcohol en la década de 1920. Otra teoría es que actuaba en apoyo a industrias que competían con el cáñamo, tales como las fibras sintéticas o la madera. Hay alguna evidencia de que también podría haber tenido motivaciones racistas.

Independientemente de sus razones, Anslinger logró poner al país en contra del cannabis. Curiosamente, antes de que se levantara la prohibición del alcohol, afirmó que el cannabis era inofensivo y no suponía ningún problema. Pero cuando terminó la prohibición, empezó a ignorar los informes de muchos médicos e investigadores, según los cuales no había ninguna conexión entre la marihuana y los índices de delincuencia. Exageró el efecto que la marihuana tenía sobre la salud mental de una persona, afirmando que era «una manera rápida de ir al manicomio». En su compilación de 200 crímenes, conocida como «Gore Files» (los archivos gore), culpaba al cannabis de todos y cada uno de los crímenes. Sin embargo, los investigadores demostraron más tarde que el cannabis *no* fue la causa en 198 de los 200 crímenes. Las dos historias restantes no pudieron ser refutadas simplemente porque no había registros de dichos crímenes.

En 1936, la película de propaganda *Reefer Madness (Locura de la marihuana)* impulsó aún más el mensaje de que la marihuana podría provocar que los jóvenes cometan asesinatos y suicidios, tengan alucinaciones, «vivan en pecado» y se «enganchen» a la droga. Los músicos afroamericanos de jazz también se convirtieron en chivos expiatorios. Los funcionarios gubernamentales, liderados por Anslinger, iniciaron una *vendetta* contra los músicos negros. Afirmaban que el cannabis provocaba que «los hombres de color se volvieran violentos y pidieran sexo a las mujeres blancas». Anslinger incluso hizo arrestar a la famosa cantante de jazz Billie Holiday en su lecho de muerte –donde claramente no suponía un peligro para nadie– por posesión de cannabis.

Con los estadounidenses lo suficientemente temerosos del cannabis, el escenario estaba preparado para aprobar una nueva ley federal que impidiera su expansión. En 1928, la International Opium Convention (Convención Internacional sobre el Opio) dictaminó que el «cannabis» era una droga y no una «medicina» prescrita. En concreto, la convención denominó «cáñamo indio» al cannabis. Anslinger utilizó esta decisión, junto con otras audiencias sobre el tema, para proponer casi diez años después una nueva ley más restrictiva, la Marijuana Tax Act, que ponía a la marihuana y al cáñamo en el mismo saco.

LA MARIJUANA TAX ACT

La Marijuana Tax Act se aprobó en 1937. Según esta ley, cualquier persona que manipulara cannabis –es decir, cualquiera que vendiera, tratara, recetara, regalara o dispensara marihuana o cáñamo– tenía que registrarse en el FBN y comprar un sello fiscal de un dólar. Si alguien no lo hacía, se enfrentaba a una multa de 2000 dólares o a una pena de prisión. Mientras que la Uniform State Narcotic Drug Act de 1932 permitía a los estados que regularan el cannabis si así lo querían, la Marijuana Tax Act criminalizaba, a todos los efectos, el cannabis.

La Marijuana Tax Act también aportaba un resumen de exactamente qué partes de la planta debían regularse. Se determinó que «marihuana» incluía las semillas, la resina y «cualquier compuesto, manufactura, sal, derivado, mezcla o preparación de dicha planta, sus semillas o su resina». Excluía los tallos de la planta, la fibra de los tallos, el aceite de semillas esterilizadas o cualquier producto elaborado con los tallos o la fibra.

A pesar del amplio apoyo a la Marijuana Tax Act, también hubo muchos detractores. Como hemos mencionado en el capítulo 1, la American Medical Association defendía que no había ningún motivo para creer que el cannabis era peligroso: Fiorello LaGuardia, por aquel entonces alcalde de Nueva York, se asoció a la New York Academy of Medicine (Academia de Medicina de Nueva York) para publicar un informe que detallaba los efectos de fumar marihuana. Tras cinco años de investigación, el «Comité LaGuardia» llegó a la conclusión de que –a diferencia de lo que afirmaba el Gobierno Federal– «la delincuencia juvenil no estaba asociada con la práctica de fumar marihuana [...] la publicidad sobre los catastróficos efectos de fumar marihuana [...] es infundada». Harry Anslinger rechazó el informe tildándolo de «poco científico», a pesar del gran número de médicos e investigadores que habían trabajado en él.

EL CÁÑAMO Y LA SEGUNDA GUERRA MUNDIAL

Incluso mientras continuaba la guerra civil contra la marihuana, el cáñamo industrial experimentó un resurgimiento durante la segunda guerra mundial (1939-1945). Había una escasez de fibras industriales importadas que normalmente se usaban en la fabricación de cuerdas, cordones, paracaídas y otros materiales. Debido a ello, se incentivó a los agricultores a que cultivaran cáñamo en apoyo a los soldados estadounidenses que luchaban en el frente. Los agricultores recibieron incentivos para cultivar cáñamo, como la exención del reclutamiento para la guerra.

En 1942 se estrenó un cortometraje de catorce minutos titulado *Hemp for Victory,* obra del Departamento de Agricultura de Estados Unidos (USDA, United States Department of Agriculture). La película describía el uso del cáñamo como material industrial a lo largo de la historia. También explicaba los mejores sistemas para cultivar y cosechar cáñamo. El objetivo era tener 50 000 acres de cáñamo en 1943.

Evidentemente, dado que el cáñamo y el cannabis aún estaban sujetos a la Marijuana Tax Act, el cortometraje advertía a los espectadores: «Se trata de semillas de cáñamo. Ten cuidado de cómo las usas. Para poder cultivar cáñamo legalmente, debes tener un registro federal y un sello fiscal. Esto ya está previsto en tu contrato. Pregúntale a tu agente de extensión agraria al respecto. No te olvides de ello».

La campaña «Hemp for Victory»[6] fue efímera: en 1945 la guerra había terminado y muchos agricultores tuvieron que hacer frente a contratos cancelados y a extensiones de cáñamo que ya no eran necesarias. En 1958, el cultivo de cáñamo prácticamente había cesado.

La Marijuana Tax Act estuvo vigente unos treinta años y dificultó económicamente el cultivo del cáñamo. Este impuesto eliminó efectivamente el cultivo de cáñamo y de cannabis legal. El cannabis y la marihuana eran sustancias tabúes y muchos ciudadanos pensaban que eran perjudiciales. Sin embargo, la legalidad de la ley fue decidida finalmente por la Corte Suprema en 1969, durante el caso «Leary vs. United States».

El doctor Timothy Leary era un profesor de la Universidad de Harvard. El 22 de diciembre de 1965 intentó viajar de vacaciones a México desde Texas con sus dos hijos adolescentes y su novia. A su automóvil se le denegó la entrada a la estación de aduanas mexicana y regresaron a Texas. Una vez allí, el inspector de aduanas de Estados Unidos registró el vehículo y descubrió lo que parecía ser trazas de marihuana en el suelo

---

6. «Cáñamo para la victoria». *(N. del T.)*

del coche y en la guantera. Tras un registro más intenso, el inspector halló una cajita de cigarrillos de marihuana en la ropa de la hija de Leary. Leary asumió la responsabilidad de las drogas y fue arrestado por violación de la Marijuana Tax Act. Fue sentenciado a treinta años de prisión, una multa de 30 000 dólares y una orden de buscar tratamiento psiquiátrico.

Leary apeló esta sentencia sobre la base de que la Marijuana Tax Act era inconstitucional porque violaba los derechos de la Quinta Enmienda. La Quinta Enmienda protege a los ciudadanos de la autoincriminación. La Marijuana Tax Act requería que «todas las transferencias de marihuana» se registraran con un formulario de pedido. Leary argumentó que, si hubiese seguido y solicitado un formulario de pedido, se habría identificado como miembro de «un grupo selectivo intrínsecamente sospechoso de actividades criminales». La Corte Suprema finalmente estuvo de acuerdo y la ley fue revocada. De todos modos, sólo pasó un año hasta que fuera reemplazada por otra ley que prohibía el cannabis.

En 1968, un año antes del veredicto del Tribunal Supremo, el FBN se fusionó con el Bureau of Drug Abuse Control (Oficina de Control de Abuso de Drogas), una agencia de la FDA, para constituir el Bureau of Narcotics and Dangerous Drugs (BNDD, Oficina de Narcóticos y Drogas Peligrosas). El BNDD se fusionó en 1973 en lo que hoy es la DEA.

LA CONTROLLED SUBSTACES ACT

En 1970, el presidente Richard Nixon firmó la Comprehensive Drug Abuse and Prevention Control Act (Ley Integral sobre Prevención y Control del Abuso de Drogas). Su propósito básico era restringir la disponibilidad de determinadas sustancias al exigir que dichas sustancias estén aseguradas y controladas por las farmacias. El Título II de esta ley se denominó Controlled Substancies Act. Es la parte de la ley que repartía las sustancias en cinco grupos. *(Véase* más abajo el recuadro «Grupos de drogas»). El cannabis se clasificó como droga del Grupo I, lo que significaba que el Gobierno consideraba que era altamente adictivo y que no tenía un uso médico comprobado. Bajo la ley federal, entonces era ilegal la manipulación, la distribución y la posesión de cannabis. La única excepción era si el cannabis se dispensaba o se poseía como parte de un programa de investigación aprobado por el Gobierno Federal.

La Controlled Substances Act exime determinadas partes de la planta del cannabis —el tallo, la fibra y las semillas esterilizadas— de la definición de «marihuana». Estas partes de la planta no tienen una cantidad significativa de THC, pero contienen CBD, y cuando se extrae el CO_2, abre las puertas para importar aceite de CBD de cáñamo procedente de Europa. Esta disposición permite que se produzcan legalmente las preparaciones elaboradas con estas partes, como telas o aceite de semillas de cáñamo. Cuando en 1973 se creó la DEA, tenía la responsabilidad de hacer cumplir las nuevas leyes federales sobre drogas, así como de consolidar y coordinar las actividades de control de drogas del Gobierno. Sin embargo, para la recién creada DEA, los aspectos específicos de lo que era legal cultivar y lo que no, era más una cuestión de opinión que de ley.

A pesar de que más de treinta estados aprobaron sus propias leyes despenalizando o legalizando la marihuana, la planta sigue siendo ilegal a nivel federal desde 2017.

ENTENDER LOS «VAGOS» CRITERIOS DE LA CONTROLLED SUBSTANCES ACT

Quizá te estés preguntando por qué se ha determinado que el cannabis y sus extractos «actualmente no tienen un uso médico aceptado» cuando innumerables estudios y anécdotas que demuestran sus beneficios. Resulta que esta frase no aparece oficialmente en la Controlled Substances Act. Posteriormente, la DEA desarrolló sus propios criterios para lo que significa que una sustancia tenga «uso médico aceptado»:

- Su composición química debe ser conocida y reproducible.
- Deben existir «estudios de seguridad adecuados» y «estudios adecuados y bien controlados que demuestren su eficacia».
- La deben aceptar «expertos cualificados».
- Tiene que haber una «evidencia científica» extensa.

Como puedes ver, estos criterios no son muy específicos ni aparecen escritos en la ley original, pero se han confirmado en casos judiciales, como «Alliance for Cannabis Therapeutics vs. DEA» en 1994. Para que una sustancia reciba el estatus de «uso médico aprobado», debe ser aprobada por la FDA. Sin embargo, los investigadores se enfrentan a muchos obstáculos a la hora de tratar de demostrar un beneficio médico. Sólo hay un proveedor oficial de marihuana para la investigación, lo que significa que el único suministro legal intenta abarcar demasiado entre los diferentes grupos de investigación. El proceso para solicitar esta marihuana de investigación es interminable e implica ponerse en contacto con tres o cuatro agencias gubernamentales diferentes. Universidades y laboratorios pueden no tener fondos federales para la investigación del cannabis, y algunos pueden sentirse incómodos llevando a cabo investigaciones controvertidas. A medida que más y más estados comienzan a legalizar el cannabis medicinal y recreativo, hay una presión para que el Gobierno Federal proporcione más recursos a los investigadores.

GRUPOS DE DROGAS

La Controlled Substances Act de 1970 estableció cinco categorías o «grupos» de drogas. Las drogas se clasifican en función de su adictividad, su potencial de abuso y sus beneficios médicos probados (si los tiene). La legalidad de las drogas varía: ilegal, sólo con receta médica y disponible sin receta. Según la DEA, los grupos se clasifican como siguen:

Grupo I. Las drogas del Grupo I no tienen un uso médico actualmente aceptado, tienen un elevado potencial de abuso y son ilegales. Este grupo incluye la heroína, el LSD, la marihuana (cannabis) y el éxtasis.

Grupo II. Las drogas del Grupo II tienen un elevado potencial de abuso y dependencia, y se las considera peligrosas. La mayoría necesita receta médica y algunas son ilegales. Este grupo incluye la cocaína, la metanfetamina, la metadona y medicamentos como Vicodin®, OxyContin®, Adderall® y Ritalin®.

Grupo III. Las drogas del Grupo III tienen un potencial bajo o moderado de adicción física o psicológica. Este grupo incluye la ketamina, los esteroides, la testosterona y medicamentos que contienen menos de 90 mg de codeína por dosis.

> **Grupo IV.** Las drogas del Grupo IV tienen un riesgo bajo de dependencia o abuso. Este grupo incluye los medicamentos Xanax®, Ambien®, Valium®, Ativan® y Darvocet®.
>
> **Grupo V.** Las drogas del Grupo V tienen un potencial más bajo de dependencia o abuso que las drogas del Grupo IV y contienen cantidades limitadas de narcóticos. Este grupo incluye la mayoría de jarabes para la tos y medicamentos como Lomotil®, Motofen® y Lyrica®.

LEYES MODERNAS

Con el nuevo milenio, el cannabis ha empezado una lenta redención. En Estados Unidos se vuelve a cultivar cáñamo, aunque con algunas limitaciones. La marihuana o el CBD están permitidos en más de dos docenas de estados. *(Véase* «Leyes estatales sobre la marihuana medicinal», a continuación).

Actualmente hay dos conjuntos de leyes diseñadas para controlar el cultivo y los usos del cannabis y de sus extractos: la ley federal y las leyes estatales recientemente promulgadas. Lamentablemente, estas leyes son contradictorias, lo que genera mucha confusión. Esto significa que es posible vivir en un estado que ha legalizado la marihuana y aun así ser procesado por la ley federal. Si bien no ha habido una aplicación estricta sobre los envíos en Estados Unidos, en el pasado los Gobiernos de Estados Unidos y Canadá han incautado paquetes de productos cannabinoides.

Leyes estatales sobre la marihuana medicinal

Las leyes de cada estado varían desde las que legalizan la marihuana medicinal y recreativa, hasta las que despenalizan su posesión. «Despenalización» significa que, si bien no es legal, las sanciones son reducidas. Algunos estados permiten sólo la venta o posesión de marihuana medicinal con el permiso de un médico, mientras que otros estados han legalizado la marihuana recreativa. Finalmente, ciertos estados sólo autorizan productos de cannabis con un contenido bajo de THC y alto de CBD para finalidades médicas.

California se convirtió en el primer estado en permitir la marihuana medicinal en 1996. Desde noviembre de 2016, ocho estados y Washington D. C. tienen marihuana medicinal y recreativa totalmente legal disponible para su compra y posesión. Doce estados han legalizado la marihuana medicinal y han despenalizado (pero no legalizado) la posesión de marihuana recreativa. Trece estados tienen cannabis medicinal psicoactivo legal, y otros trece sólo tienen marihuana medicinal no psicoactiva (es decir, con alto contenido en CBD) legal. En total, sólo tres estados –Idaho, Dakota del Sur y Kansas– prohíben completamente el cannabis. Para más información sobre leyes estatales, *véase* «Recursos» en la página 203.

El estatus del cáñamo

La Marijuana Tax Act excluía el cáñamo industrial de la definición de marihuana. Sin embargo, cuando el Congreso derogó esta ley a favor de la Controlled Substances Act, abolió la distinción entre cáñamo y marihuana. Actualmente, la definición federal de marihuana excluye los tallos maduros de la planta; la fibra obtenida a partir de los tallos; el aceite o los pasteles hechos con semillas; cualquier otro compuesto, sal, derivado, mezcla o preparación de tales tallos maduros (excepto la resina extraída de ellos), fibra, aceite o pasteles, y las semillas esterilizadas de dicha planta, que son incapaces de germinar.

Durante décadas, Estados Unidos ha permitido la importación de cáñamo no psicoactivo y de productos de cáñamo eximidos por la Controlled Substances Act. La importación de cáñamo y de productos derivados, incluido el aceite de semillas de cáñamo, es coherente con décadas de prácticas comerciales.

La jurisprudencia federal legaliza los productos de cáñamo no psicoactivo por estar exentos de la Controlled Substances Act. En el caso «Hemp Industries Association vs. Drug Enforcement Administration», la Corte de Apelaciones de Estados Unidos para el Noveno Circuito[7] invalidó las regulaciones promulgadas por la DEA que habrían prohibido la fabricación y venta de productos comestibles elaborados con semillas y aceite de cáñamo por ser sustancias controladas por la Controlled Substances Act. La Corte afirmó que los productos de cáñamo no psicoactivo no contienen ninguna sustancia controlada tal como las define la Controlled Substances Act. La orden del Noveno Circuito impidió que la DEA se implicara en acciones contra estos productos para exigir el cumplimiento. Nunca anulada, la resolución sigue siendo una buena ley

---

7. Las Cortes de Apelaciones o las Cortes Circuitos de Estados Unidos (en inglés United States Courts of Appeals o Circuit Courts) son los tribunales de apelaciones intermedios del sistema judicial federal de Estados Unidos. Actualmente hay trece Cortes de Apelaciones, las doce primeras geográficamente definidas y la decimotercera (la Corte de Apelaciones del Circuito Federal) con jurisdicción sobre toda la nación. *(N. del T.)*

federal y la autoridad legal para distribuir productos derivados del cáñamo. Por este motivo, los distribuidores han seguido importando cáñamo no psicoactivo del extranjero para comercializarlo y utilizarlo para elaborar productos.

A pesar del permiso legal para la importación, hasta hace poco el Congreso prohibía el cultivo doméstico de cáñamo industrial. A la entrada del nuevo milenio, sin embargo, aparecieron permisos nacionales. Antaño considerado únicamente un país importador, desde entonces Estados Unidos ha aceptado el cultivo local de cáñamo industrial en jurisprudencia federal y derecho estatuario.

El 7 de febrero de 2014, el presidente Barack Obama firmó la Agricultural Act of 2014 (Ley Agrícola de 2014). La Sección 7606 –ahora jerga común en la industria del cáñamo– contempla la «legitimidad de la investigación del cáñamo industrial». La Agricultural Act of 2014, la ley federal actual, tiene un alcance limitado y un impacto de gran envergadura: es limitada en la medida en que el uso y la producción de cáñamo industrial están restringidos a los programas piloto agrícolas llevados a cabo por los departamentos de agricultura de cada estado, las instituciones de educación superior o sus representantes contractuales. Por lo tanto, las disposiciones de la Agricultural Act of 2014 no permiten el cultivo de cáñamo industrial fuera del contexto de un programa piloto agrícola, ni siquiera en las tierras tribales de los indios americanos.

Esto tiene gran importancia, hasta el punto que el cáñamo industrial cultivado dentro del contexto de un programa piloto agrícola está exento de otras leyes federales. En otras palabras, las leyes federales que de otro modo podrían restringir, regular o prohibir el uso o la producción de cáñamo industrial, incluida la CSA, no se aplican.

La Agricultural Act of 2014 también menciona un precedente importante: definir cáñamo industrial como «cualquier parte» de la planta de cannabis. Esta norma legitima y legaliza todas las partes de la planta de cannabis, incluidos tallos, flores y semillas, siempre y cuando el producto no exceda el 0,3 % de contenido en THC.

La Agricultural Act of 2014 fue promulgada con controversia. En los meses posteriores a su promulgación, las agencias federales –principalmente la DEA– malinterpretaron su significado y su aplicación. Inicialmente, la DEA planteó objeciones a la importación de semillas de cáñamo para programas piloto. Consideró que tal importación, así como el cultivo de cáñamo industrial, seguirían estando sujetos a la Controlled Substances Act y requerirían licencias (permisos).

El Departamento de Agricultura de Kentucky presentó una demanda en un tribunal de distrito[8] para obligar a la DEA a liberar un envío de semillas de cáñamo sin una licencia. El litigio se resolvió informalmente de una forma que permitía la importación y el cultivo de semillas. En 2015, se autorizaron 125 programas piloto en Kentucky. Se han logrado acuerdos similares entre la DEA y los departamentos de agricultura de otros estados en los que se ha legalizado la plantación y el cultivo de cáñamo industrial.

Lamentablemente, esta negociación *ad hoc* dio lugar a un mosaico de normas en lo que respecta a la regulación federal del cáñamo industrial. Para eliminar la confusión y aportar

---

8. Creados por el Congreso, los tribunales de distrito o cortes de distrito de Estados Unidos (en inglés *United States District Courts)* corresponden a 94 tribunales de primera instancia el sistema judicial federal de Estados Unidos. Tienen competencia tanto para casos civiles como penales. *(N. del T.)*

claridad, el Congreso aprobó un lenguaje crítico en la Consolidated Appropriations Act for Fiscal Year 2016 (Ley de Apropiaciones Consolidadas para el Año Fiscal 2016), más conocida como Omnibus Law (Ley Omnibus). La Omnibus Law prohíbe a las agencias, incluida la DEA, gastar dinero de fondos federales para interferir o frustrar los programas piloto agrícolas establecidos bajo la Agricultural Act of 2014. La prohibición contra la interferencia se extiende al transporte (tanto interestatal como intraestatal), el procesamiento, la venta y el uso de cáñamo industrial cultivado de conformidad con la Agricultural Act of 2014.

En conjunto, la sentencia del Noveno Circuito en el caso «Hemp Industries Association vs. Drug Enforcement Administration» y la Agricultural Act of 2014 y la Omnibus Law constituyen un régimen de legalización federal expansivo y permisivo para el cáñamo industrial. Estas autoridades legitiman el cáñamo industrial y los productos derivados, y bloquean a las agencias federales que de otro modo podrían buscar la imposición.

Más recientemente, en 2017 se introdujo en el Congreso la Industrial Hemp Farming Act, con apoyo bipartito en ambas cámaras. De ser aprobada,[9] esta ley «enmendaría la Controlled Substances Act para excluir el cáñamo industrial de la definición de "marihuana"». Cualquier planta de cannabis con un nivel de THC inferior al 0,3 % se retiraría de la lista de drogas del Grupo I.

---

9. *Véase* la nota 5 en la p. 29. *(N. del T.)*

76

Dictamen de la DEA sobre extractos de marihuana

Con las leyes estatales en conflicto con la ley federal y las diferentes concesiones otorgadas al extracto de CBD, resulta difícil determinar si el CBD es una sustancia legal. El término «CBD» no está incluido como tal en la Controlled Substances Act, ¿pero está incluido junto a la marihuana y el cannabis como una droga del Grupo I? según la DEA, la respuesta es sí.

En diciembre de 2016, la DEA anunció un nuevo código en la ley. El nombre de este código es «Código de drogas 7350: Establecimiento de un nuevo código para el extracto de marihuana». Esta enmienda establece que todos los cannabinoides se considerarán drogas ilegales del Grupo I. Hay más de sesenta cannabinoides en el cannabis –el CBD es sólo uno de ellos– y otras más de 480 sustancias naturales.

El anuncio de este nuevo código volvió a plantear inquietudes en la industria del cáñamo industrial. Si bien los productores de esta industria no elaboran productos que contengan THC, muchas de sus empresas dependen de productos ricos en CBD. A estos productores se les permite operar de acuerdo con las disposiciones de la Farm Bill de 2014 *(véase* la página 29), que eximía el cáñamo industrial de la Controlled Substances Act. Como respuesta a la DEA, la Hemp Industries Association (HIA, Asociación de Industrias del Cáñamo) presentó una demanda federal en enero de 2017.

Demanda de la HIA contra la DEA

La HIA es una asociación sin ánimo de lucro que representa a empresas, agricultores e investigadores que trabajan con el cáñamo industrial. En enero de 2017, la HIA presentó una demanda contra la DEA, acusándola de abuso de autoridad al no seguir los procedimientos necesarios para clasificar las nuevas drogas conforme a la Controlled Substances Act. Dado que la DEA no siguió los pasos correctos, la HIA afirma que no hay una base legal para el nuevo código y que el Gobierno no puede aplicarlo.

En su caso, la HIA establece lo que ya conoces: que el CBD tiene beneficios para la salud y no es psicoactivo ni embriagador, y no genera dependencia. De todos modos, todavía está relacionado con el THC porque ambas sustancias provienen de la misma planta. De acuerdo con la HIA, el CBD y otros cannabinoides no aparecen mencionados de manera independiente según la ley federal, y, por lo tanto, no pueden ser tratados como drogas del Grupo I. (El Grupo I únicamente incluye THC y «marihuana», no «extractos de marihuana»). La DEA, por su parte, afirma que los cannabinoides, incluido el CBD, están sujetos a la clasificación del Grupo I porque se encuentran en partes de la planta de cannabis que están reguladas por la Controlled Substances Act.

EFECTOS POTENCIALES DE LA LEGALIZACIÓN

Se han llevado a cabo estudios en estados «legales» para evaluar los efectos de legalizar el cannabis medicinal o recreativo. Hasta ahora, los hallazgos son muy alentadores cuando se considera toda la propaganda que en el pasado se ha difundido sobre el cannabis. Contrariamente a lo que se ha afirmado durante décadas, el uso del cannabis no aumenta el índice de delitos violentos. Los investigadores examinaron los datos del FBI sobre delitos violentos entre 1990 y 2006 en once estados que permitían la marihuana medicinal. Después de analizarlos, encontraron que las tasas de homicidios y agresiones se redujeron en un 2,4 % por cada año transcurrido desde que la marihuana medicinal se legalizara en estos estados. No hubo incremento en el porcentaje de robos y hurtos. El estudio llegó a la conclusión de que las leyes sobre marihuana medicinal «no tuvieron un efecto potenciador de los delitos» para los delitos estudiados: homicidio, violación, atraco, asalto, robo, hurto y robo de vehículos. Los investigadores lo atribuyeron a que los delincuentes pudieron haber sustituido el alcohol, una sustancia que suele incrementar los índices de criminalidad, por marihuana.

Para desacreditar otra afirmación, el uso y abuso de opioides no aumentan en aquellos estados en los que el cannabis es legal. Varios estudios han demostrado que el cannabis no es una «puerta de entrada» a las drogas más duras. De hecho, puede reducir la dependencia de los opioides, ya que la gente puede recurrir a la marihuana medicinal en lugar de a opioides muy adictivos para controlar el dolor y otros problemas médicos. Los estados que tienen marihuana medicinal legal vieron una disminución del 23 % de promedio en los índices de hospitalización por abuso de analgésicos y adicción, y una disminución del 13 % de promedio en los índices de hospitalización por sobredosis de opioides.

Si bien las muertes causadas por accidentes de tráfico causadas por las drogas superan las muertes relacionadas con el alcohol, los estudios han demostrado un reducido número de estas muertes en aquellos estados en los que el cannabis es legal. Un estudio publicado en 2013 examinó los datos de consumo de alcohol y muertes por accidentes de tráfico entre 1990 y 2010. Los autores observaron que «las leyes de marihuana medicinal se asocian a una disminución en la probabilidad de que un individuo haya consumido alcohol en el último mes, de excesos alcohólicos y de número de bebidas consumidas». También observaron que las muertes por accidentes de tráfico se redujeron entre un 8 y un 11 % en el año posterior a la legalización de la marihuana medicinal. Llegaron a la conclusión de que la legalización de la marihuana medicinal hizo que menos personas condujeran ebrias (la principal causa de muertes por accidentes de tráfico), aunque la información no significa necesariamente que conducir bajo la influencia de la marihuana sea más seguro que conducir bajo la influencia del alcohol. Un estudio que analizaba las muertes en accidentes de tráfico entre 1985 y 2014 descubrió que dichas muertes disminuyeron en un 11 % en aquellos estados en los que la marihuana medicinal es legal.

El CBD del cannabis desempeña un papel importante en estas estadísticas. Una revisión de 21 estudios concluyó que el CBD interactúa con los receptores cerebrales bloqueando el «efecto facilitador de la recompensa» que el uso de opioides puede brindar a los adictos. El CBD también redujo algunos síndromes de abstinencia dolorosos. Si bien es necesario llevar a cabo más investigaciones sobre el papel específico del CBD en los efectos de las leyes sobre la marihuana medicinal en la sociedad, hasta el momento las evidencias son muy prometedoras. Cuando se usan en vez de alcohol y analgésicos, el CBD y el cannabis medicinal pueden reducir los delitos con violencia y frenar la epidemia de adicción a los opioides.

CONCLUSIÓN

A medida que aparecen nuevos estudios que demuestran los beneficios de los extractos de cáñamo, la marihuana medicinal y el CBD, resulta evidente que la ley federal debe actualizarse. El Gobierno tiene la capacidad de eliminar, de una vez por todas, el estigma de disponer de una sustancia curativa útil pero ilegal. Dado que la DEA discrepa con respecto al aceite de CBD de cáñamo, la opción por defecto es considerar todo el CBD un extracto de marihuana. Hacer que el cannabis sea legal en todo el país abrirá las puertas del creciente mercado del CBD. Los beneficios son enormes y la demanda de alternativas naturales a las drogas mortales nunca ha sido tan importante.

Al menos, las cosas están mejorando en lo que respecta al cultivo legal del cáñamo: la ley propuesta (Industrial Hemp Farming Act) cuenta con el apoyo de ambos partidos en el Congreso y muchos funcionarios se están dando cuenta de los beneficios económicos y sobre la salud que tiene el cáñamo. Eliminar el cáñamo para siempre de la lista de drogas del Grupo I y autorizar un mercado comercial para los productos del cáñamo podrían ser los primeros pasos hacia una plena aceptación por parte de la FDA de los productos con CBD. Es muy probable que en los años venideros, a medida que cada vez más personas se eduquen en los muchos efectos positivos del cannabis, aumente el apoyo a su legalización.

4

Guía para el comprador de aceite de cáñamo

Llegados a este punto, ya conoces la diferencia entre CBD y THC. Si bien ambas sustancias pueden tener un valor terapéutico, el CBD puede ofrecer beneficios sin efectos embriagadores o alucinógenos. Como consumidor informado, es importante conocer las diferencias entre las muchas variedades de extractos de cáñamo y los numerosos productos y sistemas de administración disponibles en el mercado. Según la ley federal, todos los aceites de cáñamo se pueden importar legalmente a Estados Unidos. Por lo tanto, con una disponibilidad de extractos de cáñamo cada vez más grande, la información puede resultar muy confusa a la hora de determinar qué preparaciones de CBD de cáñamo son las mejores, y probablemente las más efectivas. Este capítulo explicará algunos de los términos confusos utilizados para describir estos productos. Más adelante analizaremos algunos de los productos comunes que se pueden encontrar en los estantes, qué buscar en el etiquetado y, en algunos casos, qué ingredientes evitar. E igualmente importante, también aprenderás a guardar de manera adecuada todos estos productos.

¿QUÉ ES EL ACEITE DE CÁÑAMO?

Si haces una búsqueda *online,* es probable que encuentres productos conocidos como aceite de cáñamo, extractos de cáñamo, aceite de cannabidiol o aceite de CBD, entre otros nombres. También puedes ver afirmaciones contradictorias en cuanto a qué los hace diferentes entre sí. Todo ello puede resultar muy confuso, así que comencemos con un curso de actualización rápida. Los dos miembros más conocidos del género *Cannabis* son la marihuana y el cáñamo. Ambas plantas se cultivan por sus tallos, sus hojas y sus flores, y ambas contienen THC y CBD. Sin embargo, mientras que las plantas de marihuana contienen más THC, entre un 5 y un 20 %, las plantas de cáñamo sólo contienen una pequeña cantidad de THC, sin exceder el límite legal del 0,3 % (siempre basándose en el peso seco).

Por lo general, todos los productos de cáñamo disponibles comercialmente provienen de cáñamo agrícola. Se cultiva en todo el mundo por su tallo grueso y fibroso, que se puede emplear para miles —sí, miles— de productos. Sin embargo, por más útil y lucrativa que pueda ser la planta de cáñamo, actualmente el Gobierno Federal sólo permite que se cultive con fines de investigación, y siempre con el permiso del Departamento de Agricultura de Estados Unidos. Así, mientras en Estados Unidos se cultiva muy poco cáñamo, países como Canadá, Holanda, China, Rusia, Francia, España, Hungría, Rumanía, Polonia, Suiza y Chile suponen la mayor parte de la oferta mundial. Como verás, saber de semillas, de genética y del origen del cáñamo son factores importantes a la hora de considerar un producto de CBD.

El aceite se puede extraer de cualquier parte de la planta de cannabis. Esto incluye el tallo, las hojas, las flores, las semillas, las raíces y las ramas. A menudo, los términos «aceite de cáñamo», «aceite de CBD» y «extractos de cáñamo» se intercambian, y con frecuencia no comunican con claridad a los consumidores qué contiene exactamente la botella que se vende. Es esperable la falta de estandarización en este nuevo lenguaje y se debe a la ambigüedad que rodea al futuro legislativo de estos productos. La regla más importante es no confundir el aceite de semillas de cáñamo con extractos de cáñamo cuando busques CBD de cáñamo.

El aceite de semillas de cáñamo se extrae exclusivamente de semillas esterilizadas de cáñamo y se conoce oficialmente como «aceite de semillas de cáñamo». El aceite de semillas de cáñamo es una fuente nutritiva rica en ácidos grasos esenciales, como el omega-3 alfa-linoleico y el omega-6 linoleico, pero no contiene THC ni CBD. El aceite de semillas de cáñamo se vende en botellas más grandes, no en cuentagotas, y se venden por menos de 20 dólares las 16 fl oz.[10] El aceite de se-

---

10. La onza líquida (fl oz por su abreviatura en inglés) es una medida del sistema avoirdupois, establecido con base en la libra de 16 onzas y aún muy empleado en los países anglosajones para indicar el contenido de algunos recipientes, como envases de líquidos o biberones. Hay una ligera diferencia entre la onza líquida británica (28,4130625 ml) y la onza líquida estadounidense (29,5735295625 ml). En este caso, 16 fl oz equivale a 473,18 ml. (N. del T.)

millas de cáñamo no es lo que estás buscando si quieres CBD de cáñamo.

Los extractos de aceite de cáñamo contienen CBD y THC. Dependiendo de las condiciones ambientales y de la genética de la planta empleada para obtener el extracto, las concentraciones de ambas sustancias pueden variar enormemente, lo que tiene grandes implicaciones legales. Por lo tanto, el producto de CBD finalizado se puede clasificar como marihuana medicinal o como producto de cáñamo agrícola que contiene CBD de origen natural.

La manera más fácil de diferenciar entre aceite de semillas de cáñamo y CBD de cáñamo es asegurarse de que en la etiqueta de la parte posterior de la botella ponga «aceite de cáñamo (partes aéreas de la planta)». Debe indicar también en la primera línea la cantidad total en miligramos de aceite de cáñamo, y en la segunda línea, la cantidad total de cannabidiol en miligramos de CBD por medida.

«Partes aéreas de la planta» hace referencia a las partes de la planta que se encuentran por encima del suelo, excluyendo las raíces. La FDA exige que los productores mencionen qué parte de la planta están utilizando para elaborar el extracto. Aunque en la actualidad sólo unos pocos productores etiquetan sus productos de aceite de CBD de esta manera, los consumidores tienen todo el derecho de saber exactamente cuánto CBD toman por medida. Por lo tanto, es importante comprender la diferencia entre aceite de semillas de cáñamo y aceite de CBD de cáñamo extraídos de las partes aéreas de la planta, y aceite de semillas de cáñamo, así como conocer de qué fuente de cannabis (cáñamo o marihuana) se ha obtenido el producto.

El aceite de CBD o aceite de cannabidiol también está comercialmente disponible a partir de la marihuana en vez del cáñamo. Estos productos de CBD se extraen de variedades medicinales de cannabis.

Recuerda, incluso el aceite de CBD extraído de cáñamo agrícola con certificado legal que no se cultiva adecuadamente puede superar el 0,3 % de THC, lo que hace que la misma planta sea renombrada e identificada como marihuana. Sin embargo, para que quede claro, el aceite de CBD que se extrae de la flor de marihuana sólo se puede vender en dispensarios y estados con leyes respetuosas con la marihuana. Esto se debe a que estos productos exceden el límite del 0,3 % de THC y muy probablemente su ingesta provoque un «colocón». Por lo tanto, los entusiastas de la salud que busquen evitar los efectos embriagadores del THC deberían optar por los extractos de aceite de CBD.

Otro factor a tener en cuenta cuando elijas un aceite de CBD es su refinamiento y su concentración.

Aceite crudo de CBD de cáñamo. El extracto de aceite crudo de CBD es un poderoso superalimento de espectro completo. La mayoría de los cannabinoides de los extractos de aceite crudo de cáñamo se componen de ácido cannabidiólico, o ACBD. El ACBD es el ácido precursor del CBD, que se produce de forma natural en la planta y tiene muchas propiedades beneficiosas distintas de las del CBD. Este tipo de aceite de CBD es un potente inhibidor de la ciclooxigenasa 2 (COX 2) y de la 15-lipooxigenasa (15-LOX), lo que significa que se puede usar como antiinflamatorio en caso de inflamación sistémica. Algunos de los problemas que el aceite crudo de CBD puede tratar son náuseas, dolor, lesiones ortopédicas agudas, dolor muscular provocado por el ejercicio, artritis reumatoide, migración de células cancerígenas y problemas autoinmunes. Se han citado beneficios para estos problemas concretos con dosis de entre 5 y 30 mg diarios de extracto de cáñamo de espectro completo dominante de ACBD. Dado que este tipo de aceite es el menos refinado, tiene una menor penetración en la barrera hematoencefálica y, por lo tanto, es menos probable que provoque algún efecto en el sistema nervioso central, como somnolencia.

Aceite de CBD de cáñamo descarboxilado. Cuando el aceite crudo de CBD se calienta suavemente en un proceso conocido como descarboxilación, el ACBD presente en el extracto de cáñamo se transforma en CBD activado. El grupo ácido carboxílico se rompe, cambiando la estructura y la función del ACBD a CBD completamente activado. Aunque muchos compuestos que existen en la naturaleza activan el sistema endocannabinoide, el CBD es exclusivamente un subproducto de la descarboxilación del ACBD, lo que significa que la fuente casi exclusiva de CBD natural es el calentamiento o la exposición a la luz, que potencian la conversión química de ACBD en CBD activado.

Los extractos de cáñamo obtenidos a partir de cáñamo agrícola certificado están considerados de espectro completo porque contienen un amplio abanico de fitocannabinoides, tales como cannabidiol (CBD), cannabigerol (CBG), cannabinol (CBN), cannabicromeno (CBC) y trazas de otros cannabinoides, además de otros cofactores naturales, incluidos esteroles vegetales, terpenos, clorofila y los ocho isómeros naturales de la vitamina E.

Cuando está activado, el CBD atraviesa la barrera hematoencefálica y se ha visto que tiene efectos profundos beneficiosos sobre la salud del sistema nervioso, la ansiedad, el estrés, la depresión, el sueño y la sensibilidad a la insulina, y se puede usar como inmunomodulador periférico o antiinflamatorio.

La estrategia de dosificación para el aceite de CBD descarboxilado siempre es comenzar con un nivel bajo (~ 2 mg de CBD) e ir ajustando hacia arriba (~ 15 mg de CBD) según se necesite. Hay un protocolo que ha estado circulando durante tres años por la comunidad de remedios naturales que recomienda comenzar con un producto de CBD que aporte entre 2 y 3 mg por dosis y aumentar lentamente la dosis hasta 15 mg diarios durante varias semanas en el caso de personas muy enfermas, o unos días para aquellas que tengan un tono endocannabinoide más equilibrado. El objetivo consiste en ajustar la dosis para minimizar los efectos secundarios, como somnolencia.

Optimizar y ajustar nuestro sistema endocannabinoide puede ser la manera definitiva «autohackearse» para promover verdaderamente la curación y restablecer el equilibrio. McPartland *et al.* resumieron este increíble sistema endocannabinoide de la siguiente manera: «Metáfora, el sistema endocannabinoide representa un microcosmos de psiconeuroinmunología o de medicina mente-cuerpo». Representa un nuevo objetivo destacable para una nueva clase de compuestos que desafían todas las expectativas previas de los extractos herbales. Es posible que desees combinar un poco de extracto crudo de cáñamo de espectro completo rico en ACBD con un poco de extracto de aceite de CBD activado de cáñamo para lograr una sinergia de amplio espectro.

Aceite de CBD de cáñamo Gold. Los extractos Gold están estandarizados —de manera similar a los otros extractos herbales—; en ellos, el material vegetal se destila en un proceso sin disolventes, concentrando CBD y otros cannabinoides, ácidos grasos, terpenos y vitamina E de origen natural. Se estima que se necesitan aproximadamente 10 kilogramos de extracto de aceite de CBD de cáñamo descarboxilado para obtener unos

3 kilogramos de extracto de aceite de CBD de cáñamo Gold concentrado.

El aceite de CBD concentrado combinado con excipientes lipídicos como el aceite de oliva virgen extra tiene un inicio de uso más rápido porque contiene más ácidos grasos que aumentan tres veces la biodisponibilidad de CBD, un cannabinoide lipófilo. Los extractos Gold también tienen la mayor concentración y la mayor cantidad de toda la gama de fitocannabinoides presentes en el cáñamo, incluyendo diez veces más microdosis de THC natural que el propio extracto crudo de cáñamo de partida. En este paso es un extracto concentrado de cáñamo de espectro completo, muy potente, que recuerda a una grasa de coco de color dorado, con más del 50 % en grasas y el 25 % de CBD por volumen.

A esta mayor concentración, se cree que los mecanismos de acción no sólo son a través del sistema endocannabinoide, sino también a través de una mayor activación de los receptores 5HT1a, TRPV, TRPA, TRPM, GABA y PPAR. Esto da lugar a un apoyo neurogénico de espectro aún más amplio que permite tratar dolor crónico, migrañas, intestino irritable, fibromialgia, cáncer, adicción y afecciones resistentes al tratamiento; además, también aporta beneficios para la salud y el bienestar psicológicos.

Consumidores y profesionales han informado de resultados prometedores para dosis de entre 3 y 60 mg diarios de extracto de aceite de CBD de cáñamo Gold concentrado. Se han sugerido dosis superiores a 300 mg de este extracto de aceite de CBD para diversas afecciones crónicas muy graves. Como siempre, resulta clave ajustar lentamente la dosis para maximizar la eficacia y minimizar los efectos secundarios no deseados, como somnolencia.

Para obtener mejores resultados, sobre todo en casos difíciles, recuerda siempre que debes ajustar la dosis. Esto significa que debes aumentarla lentamente, comenzando con unas gotas de aceite de CBD Gold antes de tomar cápsulas blandas o concentrados, para maximizar la respuesta a la vez que minimizas posibles efectos secundarios, como por ejemplo somnolencia. Intenta integrar ambos extractos de aceite de CBD de cáñamo (el crudo y el Gold) para obtener la mayor variedad posible de fitonutrientes y fitocannabinoides. Esta combinación tiene como objetivo las situaciones de tratamiento más exigentes.

Finalmente, faltan estudios formales sobre seguridad de los extractos de aceite de CBD de cáñamo. Una marca asegura haber gestionado datos oficiales de seguridad toxicológica para respaldar una conclusión propia de generalmente reconocido como seguro[11] (GRAS, por las siglas del inglés *Generally Recognized as Safe)* para 15 mg diarios de CBD de un extracto de aceite de CBD de cáñamo Gold de espectro completo. La FDA reconoce que, si se lleva a cabo adecuadamente y tiene éxito, este proceso de autoconclusión puede aportar cierta distinción y transparencia reguladora entre los productos de cáñamo y de marihuana. De todos modos, en el momento de la publicación de este libro, no se han revisado ni publicado datos oficiales de seguridad del CBD en ninguna revista desde 1981.

---

11. Designación de la FDA de que un producto o un ingrediente añadido a los alimentos es considerado seguro por los expertos, por lo que queda exento de la Federal Food, Drug, and Cosmetic Act (FFDCA, Ley Federal de Alimentos, Medicamentos y Cosméticos). El concepto de aditivos alimentarios «generalmente reconocidos como seguros» se describió por primera vez en la enmienda de aditivos alimentarios de 1958. *(N. del T.)*

Hasta la fecha, ningún producto de cáñamo ha logrado el estado GRAS. Lograrlo sería un gran paso en la aceptación de los extractos de cáñamo. La FDA estaría en un territorio desconocido, al igual que todo Estados Unidos de América. Todas las evidencias señalarían la seguridad y eficacia del extracto de cáñamo, a la vez que ninguna prueba apoyaría la prohibición o la restricción de uso. El CBD se podría convertir tanto en medicamento como en ingrediente nutricional del siglo XXI.

Algunas compañías están vendiendo que también se pueden obtener los equivalentes botánicos del CBD de cáñamo sin el uso de la planta de cannabis. Esto es claramente falso y puede llevar a engaño. Los compuestos conocidos como *cannabimiméticos* y otros compuestos presentes en los extractos de la raíz de jengibre, la raíz de peonía, el clavo, la equinácea y muchas otras fuentes botánicas tienen cierto impacto sobre el sistema endocannabinoide, pero no se parecen al CBD ni al THC. Estos ingeniosos productos contienen fitocannabinoides, beta-cariofilenos, cannabimiméticos, terpenos vegetales y alcamidas vegetales, pero una lectura detallada del etiquetado revela que no incluyen CBD.

En el mercado se pueden encontrar varias marcas comerciales de CBD de cáñamo y puede resultar difícil elegir el producto más adecuado para cada caso. El primer paso para escoger un producto consiste en conocer las diferencias entre los distintos tipos de aceite de cáñamo, la cantidad de CBD que contienen y su fuente. Lo siguiente que debes buscar es la transparencia de la marca y comprender el proceso de su cadena de suministro. Leer el etiquetado también es crucial para determinar de qué tipo de aceite se trata y cuánto CBD contiene, si es que contiene. Por último, ten en cuenta que la calidad no debe ser negociable cuando se trata de elegir bien.

Hay un número creciente de extractos de cáñamo disponibles en tiendas naturistas, en farmacias y en Internet. Se encuentran además en muchas formas para una gran variedad de usos. Antes de comprar cualquier producto específico, debes tener en cuenta qué forma es la más adecuada en tu caso. Entre éstas, se incluyen las siguientes.

Cápsulas y cápsulas blandas. Estos productos se venden principalmente en dos formatos: en forma de polvos o en forma de cápsulas, dentro de las cuales se ha puesto el polvo verde y fácil de formular que se ha preparado secando por aspersión sobre harina de arroz el aceite de CBD contenido en una cápsula. Conocidas como cápsulas de aceite de CBD, fueron las primeras cápsulas de CBD derivado de cáñamo de espectro completo en comercializarse. Involuntariamente confuso y poco intuitivo, este aceite de cáñamo original secado y pulverizado aún se puede encontrar en el mercado y es efectivo.

La mejora de la técnica de presentación ha permitido la aparición de las cápsulas blandas elaboradas con gelatina vegetal y aceite de oliva virgen extra para incrementar la biodisponibilidad unas tres veces. Las cápsulas blandas se encuentran disponibles en una amplia gama de tamaños y concentraciones, que deben tomarse según las indicaciones. Los ingredientes de las cápsulas blandas pueden variar mucho. En comparación con cualquier otro producto, contienen las dosis más precisas si están correctamente formuladas.

Gotas y aerosoles de CBD. Los extractos líquidos de cáñamo de espectro completo se encuentran disponibles en gotas y aerosoles. También puedes encontrar gotas de aceite de CBD de cáñamo Gold. Busca las deliciosas gotas de menta Gold endulzada con fruta del monje. Por lo general, gotas y aerosoles suelen tener la menor cantidad de CBD por dosis y se pueden encontrar en muchos sabores. Debes examinar siempre el etiquetado de estas presentaciones, ya que algunas tinturas pueden contener ingredientes nocivos. Aunque tanto gotas como aerosoles son fáciles de preparar en casa, en algunos casos la calidad puede verse comprometida. Para evitarlo, es imprescindible leer la información complementaria y solicitar un certificado de análisis.[12] La solución debe tomarse por vía oral y normalmente por vía sublingual.

Bálsamos. El menos invasivo de todos los productos de CBD, los bálsamos tópicos están ampliamente disponibles y se suelen aplicar en la piel. También se pueden mezclar con otras hierbas y aceites. Si bien algunos productos se comercializan como «transdérmicos», es decir, absorbidos a través de la piel, aún no se ha perfeccionado la ciencia que hay detrás de este tipo de friegas. Los bálsamos comercialmente disponibles sólo se pueden absorber a través de la superficie de la piel, de un modo similar a la mayoría de lociones. Se ha reseñado que los bálsamos preparados con extractos de aceite crudo de cáñamo ayudan en caso de piel seca, con prurito y escamosa, incluso eccema y psoriasis.

Concentrados. Esta forma es la manera más pura y natural de administrar cualquier producto de cáñamo. Son concentrados puros libres de cualquier otro ingrediente o aceite portador añadido. Busca productos que en el apartado de otros in-

---

12. Documento que se utiliza para verificar que el producto vendido se ajusta a unos parámetros, principalmente fisicoquímicos (composición, humedad, acidez, etc.) se corresponden con lo pactado en las condiciones contractuales. Se encarga de emitirlo una entidad de certificación. *(N. del T.)*

gredientes indique «ninguno» para asegurarte de que sea un extracto de puro cáñamo. Como se ha mencionado en la sección anterior, hay muchas formas de aceite de cáñamo. Siempre presta atención a qué tipo de aceite quieres y asegúrate de que el etiquetado refleje que se trata de ese aceite, ya sea derivado de marihuana o de cáñamo agrícola certificado.

Vaporizadores. Pueden referirse a dos tipos de inhaladores: vaporizadores de concentrados y vaporizadores de e-líquido. Los vaporizadores de concentrados están específicamente diseñados para vaporizar concentrados de CBD puros sin ingredientes añadidos. Algunos concentrados de CBD vienen precargados en cartuchos que se fijan a una pluma vaporizadora. También hay algunos diseñados para que el aceite se ponga directamente en el dispositivo para la vaporización.

El e-líquido de CBD también se encuentra disponible en cartuchos. Sin embargo, estos cartuchos suelen contener otros ingredientes, principalmente propilenglicol (PEG) o glicerina vegetal. Un ingrediente menos común que también se puede usar es la resina de tereftalato de polietileno (PET). Por lo general, deben evitarse los productos de CBD que contienen PEG o PET, a menos que se utilicen para dejar de fumar o reducir el consumo de cigarrillos de combustión o la adicción al tabaco sin humo. Siempre se tiene que medir cuidadosamente la relación entre riesgo y recompensa. El vaporizador purificado de CBD es una opción prometedora a la hora de reducir daños y ayudar a acabar con la devastadora adicción a la nicotina.

Además de los productos mencionados arriba, hay otras formas de acceder al CBD que quieras conocer. *Véase* el apartado «Conclusión» de las págs. 80-81 para más detalles. Aunque es bueno encontrar un producto con el que te sientas cómodo, hay una serie de factores a considerar cuando compares un producto con otro. La próxima sección te explicará algunas cosas importantes a tener en cuenta cuando hagas tu elección.

CÓMO SE EXTRAEN LOS ACEITES

Hay varias formas de extraer el aceite de la planta de cáñamo. Los tres más populares son el método del dióxido de carbono, el método basado en el etanol y el método del prensado en frío (que por lo general sólo se emplea con las semillas). Cuando cualquiera de estos métodos de extracción utiliza cáñamo que ha sido cultivado con un estándar alto, el resultado debe ser un aceite de cáñamo limpio.

Método de prensado en frío. El prensado en frío se utiliza cuando se extrae aceite de las semillas de cáñamo. En este caso, las semillas, ya sean enteras o molidas, se ponen en una prensa donde se extrae el aceite de las semillas. El calor generado por la fricción no debe exceder los 50 °C. Este método sólo debe usarse para extraer aceite de las semillas de cáñamo y no es útil para obtener aceite con un elevado contenido en cannabinoides, incluido el CBD. No es probable que este método filtre las impurezas químicas que pueden contener las semillas de cáñamo.

Método del dióxido de carbono. Es uno de los métodos de extracción más conocidos, seguros y respetuosos con el medio ambiente. Es el estándar actual para suplementos herbales y alimenticios en la industria, donde se usa para un enorme abanico de productos, desde aceites esenciales hasta café descafeinado. El cáñamo es sometido a presión con dióxido de carbono (CO_2) para extraer los aceites de la planta. Una vez finalizado este proceso, el CO_2 y el extracto se transfieren del depósito de presión a otra ubicación. En la extracción subcrítica, el CO_2 se somete a temperaturas más bajas y, después de pasar por el depósito de presión, se transfiere a un evaporador, donde el CO_2 puede volver a forma de gas y ser liberado de nuevo a la atmósfera para su reciclaje. Cuando se usa CO_2 supercrítico, el CO_2 se somete a temperaturas más elevadas y se separa del extracto después de pasar por el depósito de extracción. A continuación, el extracto reposa a temperaturas más bajas. Cuando el CO_2 se ha enfriado, se puede volver a comprimir y reciclar, o bien devolver a la atmósfera. Lo ideal es buscar cáñamo que se haya sometido al método del dióxido de carbono (CO_2).

UN MUNDO DE PRODUCTOS DE CBD

Hoy en día hay disponibles una gran variedad de productos de CBD. Como comprador, es importante comprobar la fuente de CBD y la cantidad de CBD presente en el producto, llevar a cabo pruebas de potencia para asegurarte de que el etiquetado sea correcto y verificar que realmente contenga los otros ingredientes citados.

- Vinagre de sidra de manzana con CBD
- Barritas de chocolate con CBD
- Aceite de coco con CBD
- Chicle con CBD
- Gominolas con CBD
- Pastillas de CBD
- Tés y bebidas con CBD
- CBD soluble en agua
- CBD cristalino aislado
- Bálsamo curativo de cáñamo natural y propóleos

Método de extracción con disolventes. En este proceso, los fragmentos de cáñamo se sumergen en un disolvente líquido, como etanol, butano o una mezcla de CO_2 y otro disolvente (aunque menos habitual). En este método, se mezclan la planta de cáñamo y el disolvente elegido, y se transfieren al equipo de separación.

Hay dos formas de hacerlo. La primera consiste en colocar el disolvente y el material vegetal en un transportador de tornillo sin fin y separar el material vegetal del extracto. La segunda consiste en rociar el disolvente elegido sobre el cáñamo cuando entra en el equipo de separación, como un separador centrífugo o un filtro de banda. En ambos casos, el «período de latencia» (el tiempo entre la combinación del disolvente y el material, y la separación de ambos) es un proceso cronometrado en el que se debe controlar la temperatura para que ésta se mantenga baja. Transcurrido este período de latencia, extracto y disolvente se separan rápidamente. Este proceso no es particularmente peligroso, pero si no se realiza de una manera correcta, el aceite resultante puede contener restos de disolvente.

Los disolventes se utilizan para procesar cáñamo que no sea lo suficientemente fresco o no esté lo suficientemente limpio como para ser extraído con los métodos de prensado en frío o del dióxido de carbono. Los disolventes ofrecen la posibilidad de extraer cannabinoides comercializables incluso aunque el material vegetal comience a descomponerse. El método de extracción con disolventes también se emplea cuando se quieren obtener cannabinoides aislados naturales con una pureza del 100 %.

La extracción con disolventes, especialmente butano, puede producir extractos de marihuana medicinal muy apreciados, conocidos como aceite de hachís (o BHO, por las siglas del inglés *butane hash oil).* Estos productos sólo se venden legalmente en los dispensarios de marihuana.

Si tienes extractos de aceite de CBD de cáñamo agrícola de espectro completo obtenidos con el método de extracción con disolventes, mira antes de usarlos los resultados de las pruebas de terceros que demuestren la ausencia de disolventes residuales, tales como pentano o butano.

Más a menudo, se utiliza la extracción con disolventes para obtener cristales puros de CBD, conocidos como aislados. Los aislados son sólo eso: CBD aislado libre de casi todos los cofactores y tampones vegetales naturales. Los aislados son exactamente lo contrario de los extractos de CBD de espectro completo. Están más cerca de las drogas y tradicionalmente no se consideran el tipo de extracto natural que encontrarías en una tienda naturista.

De acuerdo con los derechos de propiedad intelectual que rodean al CBD y las definiciones de lo que técnicamente diferencia un fármaco de un extracto natural, los cristales aislados de CBD sólo se pueden encontrar en el mostrador de las farmacias.

La pregunta más importante con respecto a los cristales aislados de CBD es: ¿son cristales naturales o en realidad son sintéticos? Los cristales aislados de CBD naturales elaborados de forma adecuada pueden llegar a alcanzar los 50 000 dólares por kilogramo para una pureza del 99 %. Y el precio ya lo dice todo.

Modo de administración basado en la nanotecnología. El aceite de semillas de cáñamo o los extractos de aceite de CBD de cáñamo obtenidos por el método de prensado en frío, el método del dióxido de carbono o incluso los métodos de extracción con disolventes pueden sufrir un procesamiento adicional para aumentar la absorción o la biodisponibilidad. Se pueden vender con nombres como agua de CBD, CBD soluble en agua o CBD liposomal, nanoemulsionado o nanotecnológico. Estos sistemas de administración pueden aumentar la biodisponibilidad en modelos celulares de laboratorio e incluso en estudios limitados con humanos. De todos modos, ¿es ésta la demostración de que no necesitamos tantas formas de CBD para obtener los mismos resultados con unos miligramos más?

Los productos que afirman ser cinco veces más biodisponibles que los extractos de aceite de CBD de cáñamo natural, por ejemplo, infieren que 2 mg de CBD soluble en agua de absorción mejorada o de CBD liposomal provocarán exactamente el mismo efecto que 10 mg de CBD del extracto de aceite de cáñamo. De todos modos, estas afirmaciones no han demostrado ser precisas y en la actualidad son prematuras.

Recuerda que estos métodos de administración reducen el tamaño de la gotita con el propósito de conducir el CBD hasta los tejidos más profundos. Si el material de partida utilizado está contaminado —incluso con niveles indetectables de toxinas, aflatoxinas, mohos, hongos, metales pesados, disolventes o, lo que es peor, CBD sintético o análogos de CBD—, las incógnitas pueden superar la ventaja percibida sobre los extractos de cáñamo.

Por lo tanto, es importante tener en cuenta que estas afirmaciones de biodisponibilidad y absorción mejorada de los cannabinoides superan los datos científicos y pueden ser más *marketing* que ciencia.

EL BUENO, EL FEO Y EL MALO

Debido a la zona gris en la que se encuentran los productos de cáñamo en el mercado, sólo podrás obtener los máximos beneficios de esta magnífica planta si te aseguras de adquirir el producto correcto. Es básico que consideres los siguientes puntos a la hora de comprar un producto.

Origen de los productos

Al comienzo de este capítulo, hemos hablado de los muchos países de todo el mundo que hoy en día producen cáñamo. Si bien el cultivo de cáñamo puede ser bueno para las economías de otros países, el problema para los consumidores que usan un producto de cáñamo es la incertidumbre de qué otras sustancias no saludables puede contener la planta. En muchos de estos países cultivadores de cáñamo, las leyes para el uso de pesticidas y herbicidas peligrosos son laxas o bien no se aplican de manera estricta. Así pues, si bien la intención original de cultivar cáñamo no es para consumo humano, muchas de estas plantas pueden acabar en mercados secundarios específicamente dirigidos al mercado de la salud y la belleza.

Asimismo, muchos fabricantes de calidad se comprometen a utilizar cultivos de cáñamo certificados que también se usan en la producción de productos de cáñamo de uso alimentario. Estas variedades comestibles de cáñamo se plantan como cultivos agrícolas y resultarán ser una fuente ideal de CBD.

Además, la planta de cáñamo se considera un «bioacumulador», es decir, tiene la capacidad de absorber metales pesados y otros residuos químicos que se encuentran en el suelo en el que crece. De nuevo, el cáñamo que se cultiva para consumo no humano no debería suponer un problema: sin embargo, es posible que te pongas en peligro si desconoces el origen del cáñamo del producto que puedas estar usando.

Para evitar este problema, es importante pedirle al productor la documentación sobre la fuente de cáñamo. Nuevamente, si bien el propósito original para cultivar cáñamo en la mayoría de países era por la fibra, hay variedades que se cultivan de una manera más orientada a la nutrición y el uso médico. Normalmente, cualquier productor comprometido con la calidad y la seguridad compartirá con mucho gusto esta información con aquellos consumidores que lo pidan. Conocer este dato puede ser clarificador. De todos modos, el consumidor experto y exigente sabe que la zona de cultivo o incluso la certificación no garantiza la seguridad toxicológica en el consumo diario recomendado.

Como cualquier otra planta, el cáñamo refleja las condiciones ambientales. Cuanto más limpio sea el ambiente, más limpia será la planta y más limpio el producto. Teniendo en cuenta que la mayoría de los consumidores toma entre 5 y 15 mg de CBD diarios de extractos de aceite de CBD de cáñamo, saber que el extracto ingerido se considera apto para el consumo humano diario es la prueba definitiva de seguridad.

Según un artículo de revisión reciente publicado en *Cannabis and Cannabinoid Research,* «aún son insuficientes varios aspectos de la evaluación toxicológica de un compuesto, como los estudios de genotoxicidad y las investigaciones que evalúan el efecto del CBD sobre las hormonas. En especial, todavía faltan estudios crónicos sobre el efecto del CBD sobre, por ejemplo, la genotoxicidad y el sistema inmunitario». Estos estudios son muy seguros y no son tóxicos para los humanos. De todos modos, cumplir con el requisito de estudios toxicológicos de la FDA para investigar la seguridad del consumo oral de un nuevo producto para respaldar una autoconclusión GRAS es un proceso diferente al de obtener la certificación ecológica, las pruebas de terceros o incluso los ensayos clínicos con humanos.

Estos estudios formales de toxicología son una exigencia legal para poder introducir un nuevo «alimento» en la alimentación humana. El uso del cáñamo es antiguo y los productos de cáñamo han demostrado ser seguros, pero hay que tener en cuenta que los extractos de cáñamo son concentrados obtenidos a partir de cualquier planta. Las variables de contaminación y exposición son preocupantes considerando la cantidad de CBD que se requerirá para satisfacer la enorme demanda.

Los productos que alegan diferenciarse, citando evaluaciones de seguridad basadas en evidencias combinadas para obtener el requerido GRAS, necesitan ser evaluados independientemente por un laboratorio de toxicología que cumpla con las normas GLP.[13] Entre estos estudios se incluyen un estudio de mutación bacteriana inversa AMES (mutagenicidad), un estudio de aberración cromosómica (clastogenicidad), un estudio de micronúcleo de ratón *in vivo* (genotoxicidad), un estudio de toxicidad oral con dosis repetidas en ratas durante 14 días y un estudio de toxicidad con dosis repetidas en ratas durante 90 días. Se debe demostrar que la sustancia en cuestión no es mutagénica, clastogénica ni genotóxica. Los estu-

---

13. Las normas GLP (del inglés Good Laboratory Practices, buenas prácticas de laboratorio) son un conjunto de reglas, procedimientos operacionales y prácticas establecidas y promulgadas por determinados organismos, como la OCDE (Organización para la Cooperación y el Desarrollo Económicos), la FDA o la UE, que se consideran de obligado cumplimiento para asegurar la calidad y la integridad de los datos obtenidos en determinados tipos de investigaciones o estudios. *(N. del T.)*

dios fundamentales para respaldar una autoconclusión GRAS o una notificación GRAS de la FDA son los tres estudios de genotoxicidad y el estudio de 90 días. Se debe establecer un nivel sin efecto adverso observable[14] (NOAEL, por las siglas del inglés *No Observed Adverse Effect Level*) a partir del estudio de 90 días. Los resultados de esta batería de estudios toxicológicos deben enviarse a la revista especializada en toxicología para la revisión por iguales.

Un método verificado consiste en aplicar un factor de seguridad de cien veces para determinar si la dosis del producto ha demostrado ser GRAS para los resultados planeados. Busca la cualificación de la empresa en Internet o en el Better Business Bureau[15] (consulta la sección «Recursos» en la página 203). También puedes contactar directamente con la empresa para hacer preguntas o para obtener una copia real de la certificación ecológica. Si bien esto no siempre es tarea fácil, el esfuerzo valdrá la pena. Varios productores de aceite de semillas de cáñamo y de otros productos alimentarios de cáñamo han logrado una certificación ecológica y algunos productores de cáñamo afirman cultivar en suelos con certificación ecológica.

---

14. Dosis más elevada de una determinada sustancia que en las pruebas llevadas a cabo no ha mostrado tener efectos perjudiciales para la salud en personas o animales. *(N. del T.)*

15. Organización sin ánimo de lucro fundada en 1912 y enfocada en el avance de la confianza del mercado. Con presencia en Canadá, Estados Unidos y México, está coordinada por el Consejo de Better Business Bureau, con sede en Arlington (Virginia, Estados Unidos). Actualmente acredita unas 400 000 especies locales, las cuales pagan una cuota y se comprometen a seguir el Código de Prácticas de Negocios de Better Business Bureau; a cambio, dichas empresas pueden utilizar su logotipo de marca registrada. *(N. del T.)*

Sin embargo, ninguno de los extractos de aceite de CBD de cáñamo en sí tiene realmente «certificación ecológica», aun en el caso de que el cáñamo se cultive siguiendo todos los estándares de la agricultura ecológica. También puede ser que veas la palabra «natural» en la etiqueta. Por desgracia, no hay criterios reales para usar la palabra. Si bien puede referirse al hecho de que ninguno de los ingredientes del producto se ha obtenido sintéticamente, no hace referencia a que la planta de cáñamo empleada tenga certificación ecológica. Sin una definición legal, la palabra «natural» puede ser simplemente una estrategia de *marketing* para llamar la atención del comprador.

Otros ingredientes activos

A medida que cada vez hay más productos de cáñamo disponibles en el mercado, los diferentes productores van añadiendo diferentes ingredientes a sus productos. Por ejemplo, hoy en día no sólo puedes encontrar aceites de CBD puros, sino también tinturas de CBD, gotas y aerosoles de chocolate con CBD, aceite de oliva virgen extra con CBD Gold..., la lista es extensa. Estos productos no son de aceite de CBD puro, sino formulaciones que contienen aceite de CBD mezclado con aceites portadores u otros ingredientes.

Lo más importante a tener en cuenta cuando compres uno de estos productos concretos es la calidad de los otros ingredientes y si el CBD declarado en el producto coincide con el contenido real de la fórmula. ¿Se han añadido aditivos para mejorar el color o para que el producto dure más? ¿Qué productos químicos o qué ingredientes naturales se han añadido para que el producto huela mejor? ¿Ofrece la empresa resultados de pruebas para la potencia de sus productos?

Si bien el aceite de cáñamo puede no suponer un problema en sí mismo, otro ingrediente puede causar reacción alérgica o ser problemático cuando se toma con un fármaco recetado específico. Por lo tanto, es muy importante leer cuidadosamente la etiqueta para ver qué ingredientes contiene el producto. Si tienes dudas sobre alguno de los ingredientes de un producto, pide ayuda a un farmacéutico o a un profesional de la salud para determinar la seguridad del producto.

¿Qué es la vida útil de los extractos de aceite de cáñamo?

Como regla general, los extractos de CBD de cáñamo duran entre doce y dieciocho meses en una botella hermética sin abrir. Una vez abierta, pueden durar doce meses siempre cuando se guarden en un lugar fresco y alejado de la luz. Si bien lo más común guardar las botellas en el refrigerador, no es recomendable hacerlo con algunos productos. Como siempre, lee la etiqueta o ponte en contacto con la empresa fabricante si no estás seguro de cómo almacenar tu producto.

Como cualquier aceite graso esencial, con el tiempo el aceite de cáñamo acabará por degradarse, reduciéndose así sus propiedades terapéuticas. También se volverá rancio si se expone al oxígeno, a la luz y al calor. Si el aceite se oxida, por lo general virará a un color más oscuro y desprenderá un olor acre, como si algo se estuviera quemando. Es importante que te deshagas de aquellos aceites que crees que han caducado. La forma más sencilla de evitar que el aceite se vuelva rancio es comprar aceites para unos tres meses como máximo.

POTENCIA

La potencia del extracto de aceite de CBD de cáñamo difiere de un producto a otro. El nivel de potencia está sujeto a varios factores de producción:

- Las partes utilizadas de la planta de cáñamo.
- El proceso de extracción utilizado para extraer el aceite.
- La forma de concentrar el aceite extraído.
- La cantidad de otros ingredientes añadidos al aceite extraído.
- La capacidad del fabricante para estandarizar la producción de aceite.

Como se ha mencionado antes, cualquier empresa que prepare adecuadamente productos de CBD tendrá resultados de potencia de un laboratorio de pruebas independiente, aparte de los resultados obtenidos en su propio análisis de laboratorio. Normalmente, productos tales como aerosoles y gotas (tinturas) suelen tener concentraciones más bajas de CBD por dosis, porque el aceite se mezcla con otros ingredientes.

Algunas etiquetas pueden indicar que contienen 1000 mg de CBD en una botella de producto, pero aun así tan sólo puede administrarse 1 mg por dosis. Las cápsulas y las cápsulas blandas también se mezclan con otros ingredientes, pero pueden contener hasta 30 mg por cápsula, e incluso más si se preparan con cristales aislados de CBD. La forma natural concentrada, sin ningún otro ingrediente, generalmente tiene la mayor cantidad en miligramos por dosis.

Si en la etiqueta no aparece impresa la cantidad de CBD en miligramos, puede confundir al consumidor sobre la cantidad de CBD que hay en la botella. Por desgracia, se trata de una táctica regulatoria adoptada por comercializadores de productos de CBD con pocos escrúpulos. Con la esperanza de evitar la aplicación de la ley, la mayoría de los vendedores de extractos de cáñamo han optado por eliminar todas las referencias al cannabidiol (CBD) y al ácido cannabidiólico (ACBD), un antiinflamatorio periférico más potente presente en los extractos crudos de aceite de cáñamo. Incluso los vendedores que comercializan extractos de cáñamo de grado alimentario de calidad extra pueden optar por eliminar cualquier mención al CBD en el etiquetado hasta que la FDA tenga una posición oficial.

El hecho de que la marca decida no incluir el CBD en la información complementaria no significa que sea un extracto de cáñamo de calidad inferior. La única forma de garantizar que la potencia del producto sea la indicada en el etiquetado es obtener los resultados de las pruebas, preferiblemente del propio laboratorio del fabricante, junto con las pruebas de terceros de pureza y potencia realizadas por un laboratorio independiente acreditado y respetado.

La crítica más válida e hiriente sobre la creciente industria del extracto de cáñamo son las afirmaciones erróneas en el etiquetado. La mayoría de los productos de CBD disponibles hoy en día no contienen la cantidad de CBD que afirman contener. La FDA tiene la capacidad de liquidar a un vendedor que afirma ofrecer 15 mg por dosis cuando únicamente ofrece 5 mg.

El problema de las pruebas analíticas es aún más complicado nuevamente debido a la ambigüedad normativa de la propia planta. Esta ambigüedad está impidiendo la aceptación de los estándares de pruebas de cannabinoides, lo que da lugar a una variación muy notable en el contenido de canna-binoides, incluso entre laboratorios acreditados y respetados. Grupos como ConsumerLab.com[16] han anunciado los resultados de pruebas en masa llevadas a cabo con productos de aceite de CBD y a partir de los conjuntos de datos existentes de laboratorios que de manera rutinaria analizan cientos de marcas. Dichos resultados muestran un porcentaje de incumplimiento de en torno al 80%, lo que significa que sólo el 20% de los productos analizados realmente contenían lo que el consumidor pensaba que estaba comprando y, lo que incluso es más importante, tomando para su salud. De todos modos, al fin y al cabo, sólo tienes que responder a una sencilla pregunta: en tu caso concreto, ¿funciona el aceite de CBD de cáñamo?

¿TE FUNCIONAN?

Si estás tomando un aceite de CBD para tratar un problema de salud en particular, es importante consultar a un profesional de la salud. La conclusión es que quieres que el producto funcione, y esto no siempre se puede lograr sin orientación

---

16. Fundada en 1999 por Tod Cooperman, graduado en Medicina por la Universidad de Boston, ConsumerLab.com es una compañía privada que se ocupa de publicar los resultados de pruebas sobre productos de salud, bienestar y nutrición. ConsumerLab.com no tiene laboratorio propio, sino que contrata estudios con laboratorios externos. Compra suplementos alimentarios y otros productos de consumo directamente en tiendas minoristas, en tiendas *online* o en compañías de *marketing* multinivel, y publica informes basados en los resultados. Obtiene sus ingresos básicamente de la venta de suscripciones a sus publicaciones. *(N. del T.)*

profesional. Como verás en la segunda parte del libro, se ha demostrado que el CBD alivia muchos trastornos graves. Se han publicado numerosos estudios médicos que han demostrado la eficacia del CBD en muchos problemas de salud.

Sin embargo, es importante señalar que, aunque el CBD ha demostrado ser efectivo en muchos casos, puede que no funcione igual con todo el mundo. En primer lugar, nuestros cuerpos son diferentes, desde nuestro ADN único hasta nuestra bioquímica. Esto puede marcar una diferencia en el resultado. En segundo lugar, los resultados discrepantes también pueden deberse al producto específico que estás utilizando o a la cantidad que estás tomando. Por lo tanto, antes de utilizar cualquier producto de CBD para tratar un problema de salud, es importante que consultes con un profesional de la salud.

De todos modos, cuando utilices el CBD para tratar cualquier problema, lo cierto es que tú también serás el mejor juez para ver si realmente está funcionando. Con el tiempo, si crees que no te sirve, asegúrate de que el aceite que estás utilizando sea el correcto. Considera cambiar de marca. Si no observas ningún cambio positivo con el tiempo, siéntete totalmente libre de dejar de usarlo. No tengas miedo a buscar otras opciones que puedan aportarte un alivio potencial.

CONCLUSIONES

«Que el comprador tenga cuidado» es una frase importante a tener en cuenta a la hora de buscar la mayoría de los productos. Cuando se trata de alguien que intenta superar un problema de salud, esta frase es doblemente importante. Hoy en día, hay muchas informaciones sin fundamento circulando por Internet, buena parte de ellas diseñadas para vender productos. Por desgracia, el bombo publicitario no es un sustituto de los hechos. Como comprador que busca el mejor producto, tu trabajo debe ser convertirte en un comprador inteligente. Dedicando tiempo a conocer la realidad, estarás mejor situado para formular las preguntas adecuadas y tomar decisiones informadas. Ojalá este capítulo te ayude en tu viaje hacia una vida más saludable.

SEGUNDA PARTE

Curar con el aceite de cannabis

Guía alfabética para utilizar cannabinoides y aceite de CBD de cáñamo

El aceite de cáñamo se obtiene con cáñamo rico en CBD y pobre en THC. A diferencia de los productos de marihuana medicinal, que tienen una concentración elevada en THC, el aceite de cáñamo sólo contiene cantidades muy pequeñas, lo que lo convierte en un producto más seguro que brinda importantes beneficios para la salud sin los efectos psicoactivos. Se encuentra disponible en varias concentraciones y formas, tales como aceite líquido de cáñamo; bálsamos concentrados; vapor para vaporizadores; tinturas sublinguales, gotas o aerosoles con aceite de oliva virgen extra, y cápsulas blandas vegetarianas fáciles de tomar, e incluso masticables en forma de gominola. Los bálsamos tópicos de CBD también pueden ser eficaces para tratar el acné. Los problemas cutáneos resistentes al tratamiento pueden requerir concentraciones mucho más altas, y en esta aplicación, los cristales aislados de CBD pueden resultar ideales.

También se ha reseñado que los extractos Gold de cáñamo de espectro completo son muy efectivos y pueden interesar más a los compradores ecológicos que pretenden evitar los disolventes. En el etiquetado de los concentrados Gold de gran calidad aparece el término «ninguno» junto al listado de otros ingredientes, lo que significa que es extracto de cáñamo 100 %. Cuando uses extractos concentrados de cáñamo por vía tópica, asegúrate de que no entren en contacto con los ojos. En caso de inflamación interna y el papel de los cannabinoides en la relación con la flora cutánea, toma aproximadamente entre 5 y 15 mg diarios de CBD, además de las aplicaciones o del lavado tópico con aceite de semillas de cáñamo con omega-3 (ácidos alfa-linoleico, eicosapentaenoico y docosahexaenoico, estos dos últimos de origen marino).

ALZHEIMER, ENFERMEDAD DE

La enfermedad de Alzheimer es un trastorno cerebral progresivo que provoca la destrucción gradual de grandes cantidades de células nerviosas del cerebro. Deteriora lentamente la memoria y la capacidad de pensamiento, y finalmente conduce a una incapacidad para realizar las tareas incluso más sencillas. Los especialistas médicos creen que más de 5 millones de estadounidenses están diagnosticados de enfermedad de Alzheimer. En la actualidad es la sexta causa de muerte.

Síntomas

Al principio, el único síntoma que puede notarse es la pérdida de memoria, la confusión o la dificultad para organizar los pensamientos. Sin embargo, a medida que la enfermedad avanza, los cambios en el cerebro pueden llevar a:

116

- Abandono del interés social
- Cambios de conducta
- Cambios de humor
- Cambios de personalidad
- Confusión con el tiempo
- Dificultad para emitir juicios y tomar decisiones
- Dificultad para pensar y razonar
- Dificultar para planificar
- Dificultad para realizar y completar tareas familiares
- Pérdida de la memoria disruptiva
- Problemas para hablar

Desencadenantes

En la mayoría de casos, los científicos aún no tienen claro qué provoca la enfermedad de Alzheimer; de todos modos, creen que interviene la genética, el estilo de vida y los factores ambientales. Con el tiempo estos elementos pueden afectar al cerebro. Las evidencias sugieren que son muchos los factores que pueden desencadenar la enfermedad de Alzheimer, incluidos los siguientes:

- Diabetes tipo 2
- Colesterol elevado
- Dieta
- Edad
- Drogas
- Exposición a sustancias tóxicas
- Falta de ejercicio
- Genética
- Hipertensión arterial
- Lesión cerebral

- Obesidad
- Privación del sueño
- Tabaco

Tratamiento convencional/Efectos secundarios
En la actualidad, los dos fármacos recetados con más frecuencia como tratamiento para la enfermedad de Alzheimer son los inhibidores de la colinesterasa y la memantina. La efectividad de estos fármacos difiere de persona a persona. Los inhibidores de la colinesterasa y la memantina pueden frenar la progresión de la enfermedad, aunque no sin efectos secundarios. Los inhibidores de la colinesterasa pueden provocar náuseas, vómitos, pérdida de apetito o movimientos intestinales frecuentes; en concreto, el donepezil se ha asociado con convulsiones. Por su parte, los fármacos con memantina pueden provocar dolores de cabeza, estreñimiento, confusión y mareos.

Los científicos están buscando nuevos tratamientos porque los actuales enmascaran los síntomas, pero no tratan la enfermedad subyacente. En 2006, el *The New York Times* citó un estudio publicado en el *The New England Journal of Medicine* que indicaba que «en la mayoría de los casos, los fármacos utilizados más a menudo para aliviar la agitación y la agresión en pacientes con enfermedad de Alzheimer no son más efectivos que los placebos y los ponen en peligro de graves efectos secundarios, incluidos confusión, somnolencia y síntomas similares a los de la enfermedad de Parkinson».

No hay cura, prevención ni tratamiento para frenar el avance de la enfermedad de Alzheimer.

CBD y aceite de cáñamo

El punto de partida para que se produzca un cambio en el tratamiento médico de la enfermedad de Alzheimer es el reconocimiento de que los tratamientos actuales no son seguros ni efectivos, y, aunque pueden reducir los síntomas, el fármaco convencional no puede revertir ni frenar la progresión de la enfermedad. Se ha demostrado que el CBD revierte los déficits cognitivos de ratones transgénicos con alzhéimer. Un estudio citado en 2014 en el *Journal of Alzheimer's Disease* fue el primero en evidenciar la capacidad del CBD de evitar la aparición de un déficit de reconocimiento social en ratones transgénicos con alzhéimer. Según dicho estudio, «los ratones control y los ratones transgénicos con alzhéimer se trataron con CBD (20 mg/kg/día) por vía oral desde los 2,5 meses durante 8 meses. Los ratones fueron evaluados en las pruebas de preferencia social, del laberinto más elevado y del paradigma de condicionamiento del miedo antes de analizar los tejidos corticales y del hipocampo para determinar la carga amiloide, el daño oxidativo, el colesterol, los fitosteroles y la inflamación. [Los investigadores] observaron que los ratones AßPP × PS1 desarrollaron un déficit de reconocimiento social, que se pudo evitar con tratamiento con CBD». Los datos aportan una evidencia inicial de que el CBD puede ser viable como tratamiento preventivo para síntomas de la enfermedad de Alzheimer tales como abandono social y reconocimiento facial.

La investigación ha demostrado que el CBD ayuda en la neurogénesis, la generación de nuevas neuronas en el área del hipocampo. Es en esta parte del cerebro donde se forma, se organiza y se almacena la memoria. Esto es crucial, ya que las neuronas desempeñan un papel importante en la transmisión de mensajes en el cerebro y en todo el sistema nervioso. El

CBD puede ayudar a prevenir la formación de placas de alzhéimer en el cerebro.

El doctor David Schubert, profesor en el Salk Institute, estudió los efectos de los cannabinoides en el tratamiento de la enfermedad de Alzheimer. Sus descubrimientos muestran que el CBD puede reducir la cantidad de beta-amiloide, un fragmento de proteína que se cree que provoca la enfermedad neurodegenerativa en el cerebro. Afirmó: «Aunque otros estudios han ofrecido evidencias de que los cannabinoides pueden ser neuroprotectores frente a los síntomas de la enfermedad de Alzheimer, creemos que nuestro estudio es el primero en demostrar que los cannabinoides afectan tanto la inflamación como la acumulación de beta-amiloide en las células nerviosas».

Modo de empleo: La dosis recomendada es de 330 mg. Algunos informes sugieren que se ha demostrado que la marihuana frena e incluso revierte la enfermedad de Alzheimer en ratas. El THC puede ser efectivo si es tolerado por el paciente. Consulta con un profesional sanitario antes de usar cannabis u otros productos con THC. También se ha reseñado que va bien la ingesta de pequeñas cantidades de CBD cuando las sensaciones de estrés y ansiedad son intensas. El aceite de semillas de cáñamo con omega-3 (ácidos alfa-linoleico, eicosapentaenoico y docosahexaenoico) puede mejorar los beneficios.

ANSIEDAD, TRASTORNOS DE

A lo largo de la vida es normal la aparición ocasional de ansiedad. Sin embargo, cuando ocurre con más frecuencia y causa tal angustia que restringe la capacidad de actuar e impide llevar una vida normal, la ansiedad puede resultar incapacitante y un trastorno mental grave. La ansiedad se puede presentar de varias formas, como ataques de pánico, fobias y miedos sociales. Se ha establecido que la ansiedad y los trastornos relacionados afectan a unos 40 millones de personas de más de 18 años.

Síntomas

Los trastornos de ansiedad se caracterizan por síntomas que aparecen de repente y se vuelven tan crónicos que alteran la vida diaria del enfermo. Entre estos síntomas se incluyen:

- Dolor en el pecho
- Imposibilidad de relajarse
- Incapacidad de concentrarse
- Malestar estomacal
- Palpitaciones
- Sensación de asfixia
- Sudoración
- Tensión muscular

Desencadenantes

Hay muchos factores que pueden desencadenar ansiedad. Entre las causas o los factores de riesgo para los trastornos de ansiedad generalizada se incluyen:

- Cafeína
- Enfermedades
- Enfermedades familiares
- Historia familiar de ansiedad
- Miedos
- Situaciones de estrés, graves o de larga duración

Tratamiento convencional/Efectos secundarios

La inmensa mayoría de los médicos prescriben inhibidores selectivos de la recaptación de serotonina (ISRS) o inhibidores de la recaptación de serotonina y noradrenalina (IRSN) como tratamiento para los trastornos de ansiedad. Algunos creen que estos fármacos deben completarse con terapia congnitivo-conductual para aumentar su efectividad. La prescripción de mediadores como los ISRS puede provocar aumento de peso, insomnio y disfunción sexual. Se ha demostrado que los antidepresivos aumentan el riesgo de suicidio en individuos de hasta 24 años.

CBD y aceite de cáñamo

Las evidencias recopiladas en estudios con animales y en estudios experimentales, clínicos y epidemiológicos con humanos apuntan a elementos en el CBD que pueden favorecer el tratamiento de diversas afecciones relacionadas con la ansiedad, entre las que se incluyen:

- Depresión
- Estrés postraumático
- Miedos sociales (fobias)
- Trastorno obsesivo-compulsivo
- Trastornos de pánico

Al igual que los ISRS, el CBD también puede dirigirse al sistema de la serotonina ayudando a las células cerebrales a transmitir más señales de serotonina, lo que ayuda a aliviar la ansiedad y mejorar el estado de ánimo.

En un estudio con animales, investigadores españoles estudiaron los efectos de entre 3 y 45 mg de CBD diarios. El aceite de semillas de cáñamo con omega-3 (ácidos alfa-linoleico, eicosapentaenoico y docosahexaenoico) mejora los beneficios.

APETITO, PÉRDIDA DE

La disminución o la pérdida de apetito ocurre cuando hay un deseo reducido de comer. Mientras que un apetito saludable es característico de buena salud, la pérdida de apetito puede ser un signo de varios problemas.

Síntomas
Los principales síntomas asociados a pérdida de apetito son desnutrición y pérdida involuntaria de peso. La fatiga y la pérdida de peso combinadas provocan mareos, desmayos, visión borrosa, letargia y taquicardia. Si no se tratan, estas afecciones pueden ser graves.

Desencadenantes
Diversas afecciones o enfermedades pueden conducir a una pérdida de apetito. Puede ser desencadenada por una enfermedad tanto física como mental. Los sentimientos de pena, depresión y ansiedad también pueden afectar al apetito. Algunos de los problemas pueden ser graves, tales como cáncer, enfermedad hepática crónica, fallo renal, trastornos de la tiroides, infección o demencia. La pérdida del apetito también es un potencial efecto secundario de muchos fármacos, incluidos los antidepresivos y los antibióticos.

Tratamiento convencional/Efectos secundarios
Entre los fármacos recetados con más frecuencia para tratar la pérdida de apetito se incluyen los antieméticos, que se reco-

miendan sobre todo para náuseas y vómitos, y los antihistamínicos. Aunque estos medicamentos aumentan el apetito, suelen tener un abanico muy amplio de efectos secundarios.

CBD y aceite de cáñamo

Aunque la investigación sobre los beneficios del CBD y la pérdida de apetito aún se encuentra en las primeras etapas, uno de los beneficios significativos que los investigadores han observado es el uso del CBD como ayuda digestiva. Los estudios sugieren que los receptores de cannabinoides desempeñan un papel crucial en el control de la conducta alimentaria. Cuando el CBD se une a los receptores C1, estimula el apetito a la vez que alivia las náuseas y los vómitos. Es especialmente útil para el tratamiento de pacientes que reciben quimioterapia. Los cannabinoides también pueden ayudar a tratar trastornos emocionales que afectan el interés en la comida.

Modo de empleo: Según la Clínica Mayo, la dosis sugerida para aumentar el apetito en pacientes con cáncer es de 2,5 mg de THC por vía oral con o sin 1 mg de CBD durante seis semanas. Dado que la dosis de CBD difiere para cada persona, es mejor comenzar con una dosis pequeña y aumentarla gradualmente hasta experimentar el resultado deseado. Los extractos crudos de cáñamo ricos en ACBD también pueden servir para abrir el apetito. Se recomienda tomar de una a seis dosis diarias (cápsulas o cápsulas blandas). Se sabe que el cannabis y el THC aumentan el apetito; sin embargo, su uso debe ser controlado por un médico experimentado. El aceite de semillas de cáñamo con omega-3 (ácidos alfa-linoleico, eicosapentaenoico y docosahexaenoico) puede mejorar los beneficios.

La artritis es una afección inflamatoria que puede afectar a una o varias articulaciones. Aparece cuando el sistema inmunitario comienza a atacar articulaciones sanas. Aunque hay muchos tipos de artritis, los tres más comunes son la osteoartritis, la artritis reumatoide y la artritis psoriásica. La osteoartritis se presenta con mayor frecuencia y se caracteriza por el desgaste de las articulaciones sobreutilizadas; la artritis reumatoide aparece cuando el sistema inmunitario afecta determinadas partes del cuerpo, provocando inflamación y daño en las articulaciones; finalmente, la artritis psoriásica es una afección definida por una inflamación de la piel y las articulaciones.

Síntomas

Por lo general, los síntomas y signos están asociados con las articulaciones. Según el tipo de artritis, puedes sufrir:

• Dolor muscular y articular
• Enrojecimiento y calor articular
• Fatiga
• Hinchazón
• Movimiento reducido
• Rigidez

Las artritis se suelen desencadenar por una combinación de varios factores.

Desencadenantes

Nuevamente, la causa de dolor artrítico depende del tipo de artritis. No hay una única causa para los centenares de tipos de artritis. Entre los factores comunes que pueden ser causas potenciales, se incluyen:

- Disfunción en el sistema inmunitario
- Dolor abdominal
- Estrés
- Fatiga
- Genética
- Infección
- Lesión

Tratamiento convencional/Efectos secundarios

Los fármacos antiinflamatorios no esteroideos (AINE) pueden aliviar el dolor y la inflamación en los diversos tipos de artritis, pero están asociados a efectos secundarios, como sangrado estomacal. También plantean el riesgo de problemas cardiovasculares, como ataque cardíaco y accidente cerebrovascular.

El acetaminofeno, como el Tylenol®, tiene propiedades antipiréticas y alivia el dolor artrítico. Sin embargo, puede provocar problemas hepáticos y renales. Los esteroides también pueden reducir la inflamación, pero aumentan el riesgo de infección y cataratas, y pueden dar lugar a huesos debilitados. Los medicamentos (conocidos como DMARD por sus siglas en inglés) desaceleran –pero no revierten– el daño articular, lo que puede provocar efectos secundarios, como un mayor riesgo de infección grave.

CBD y aceite cáñamo

En un estudio con roedores, los investigadores descubrieron que el CBD era eficaz para reducir la inflamación y el dolor asociado con la artritis, lo que los llevó a la conclusión de que el CBD tiene potencial para tratar el dolor crónico. En este mismo estudio, los investigadores observaron tanto el dolor inflamatorio como el neuropático. Los médicos han reseñado que el aceite de cannabinoide desempeña un papel en el tratamiento de todos los tipos de artritis. En un estudio llevado a cabo en 2006, los pacientes con artritis reumatoide que utilizaron aceite de cannabinoide durante un período de cinco semanas experimentaron menos dolor y vieron reducida la inflamación.

En 2013, un estudio publicado en *Rheumatology* demostró que tanto el CBD como el THC interactúan con os receptores CB2 y que «el CBD aumenta la cantidad de cannabinoides en el cuerpo. Al interactuar directamente con el sistema endocannabinoide, el cannabis accede al propio sistema autorreparador del cuerpo. La hierba calma la inflamación y prevalece sobre el sistema inmunitario, dándole a los nervios y tejidos tiempo para recuperarse».

Los pacientes de edad avanzada con artritis consideran que la salud ósea es crucial para su bienestar. Se ha comprobado que el CBD estimula la regeneración ósea y aporta protección a otros huesos del esqueleto. El *Journal of Bone Health* citó un estudio que llevó a cabo el doctor Yankel Gabet que demostraba que «el CBD sólo promueve la curación "marcadamente avanzada" de huesos rotos al incrementar y acelerar la maduración de la matriz de colágeno en el hueso, una microestructura que proporciona la base para la mineralización de tejido óseo nuevo. Con la terapia con CBD, según el estudio del doctor Gabet, los huesos rotos no sólo sanarán más rápido, sino que serán más difíciles de romper que un hueso no tratado con CBD».

Tratar la artritis con CBD es un paso favorable en la curación y el tratamiento de la artritis reumatoide y la osteoartritis. Dado que los cannabinoides no sólo restauran el daño óseo, sino que también controlan el dolor y reducen la tensión, son una opción deseable para aquellas personas con artritis que quieren encontrar un tratamiento alternativo.

Modo de empleo: Según la Clínica Mayo, la dosis recomendada para tratar el dolor crónico es de entre 3 y 30 mg de CBD por vía oral durante unos 25 días. Los extractos crudos de cáñamo ricos en ACBD también pueden ser efectivos. Se recomienda tomar diariamente de una a seis dosis (5 mg de cápsulas o cápsulas blandas) de ACBD. Para tratar los casos más resistentes, es posible que también necesites extracto de cáñamo Gold más concentrado. El aceite de semillas de cáñamo con omega-3 (ácidos alfa-linoleico, eicosapentaenoico y docosahexaenoico, estos dos últimos de origen marino) puede mejorar los beneficios.

CABEZA, DOLOR DE

Véase CEFALEA

CÁNCER

Hay más de cien tipos diferentes de cáncer. El cáncer aparece cuando las células de una región del cuerpo comienzan a dividirse y a extenderse por los tejidos circundantes. Puede aparecer en cualquier parte del cuerpo. Muchos cánceres forman masas sólidas de tejido, llamadas tumores. Hay dos tipos de tumores: benignos y malignos. Los tumores cancerosos son malignos y pueden invadir o diseminarse por el tejido circundante. En cambio, los tejidos benignos no se diseminan ni invaden el tejido anexo, pero pueden ser bastante grandes y, dependiendo de su localización, pueden ser potencialmente mortales.

Síntomas

En los primeros estadios del cáncer, es posible que no haya signos ni síntomas notables; sin embargo, a medida que evoluciona la enfermedad, pueden aparecer síntomas o signos dependiendo del tipo, de la etapa y de la localización del cáncer. Entre los síntomas más comunes se pueden incluir:

- Anemia sin explicación
- Bultos o secreciones inusuales
- Cambio brusco de peso sin explicación
- Cambio en la micción
- Cambio en los hábitos intestinales
- Cambios en la piel
- Dolor
- Fatiga
- Fiebre
- Pérdida de apetito
- Náuseas
- Tos persistente
- Vómitos

Desencadenantes

La mayoría de cánceres se deben a factores ambientales, aunque se estima que entre el 5 y el 10 % se deben a factores genéticos. Este crecimiento celular anormal puede estar causado por:

- Dieta
- Enfermedades autoinmunes
- Genética
- Hormonas
- Inactividad física
- Infección
- Inflamación crónica
- Radiación
- Sustancias químicas (cancerígenas)

Tratamiento convencional/Efectos secundarios

Hay numerosos tratamientos convencionales contra el cáncer. El tipo de tratamiento prescrito dependerá del tipo de cáncer y de lo avanzado que esté. Entre estos tratamientos se incluyen:

- Cirugía
- Inmunoterapia
- Terapia hormonal
- Medicina de precisión
- Radioterapia
- Terapia dirigida
- Trasplante de células madre

Cuando los tratamientos convencionales afectan tejidos y órganos sanos, aparecen problemas y efectos secundarios. Entre los efectos secundarios más comunes, se pueden incluir:

- Alopecia (caída de pelo)
- Anemia
- Cambios en la piel y en las uñas

- Delirio
- Diarrea
- Dolor
- Edema (retención de líquidos)
- Estreñimiento
- Fatiga
- Disminución de glóbulos blancos
- Hematomas frecuentes
- Linfedema
- Pérdida de apetito
- Problemas de concentración
- Problemas de sueño
- Problemas en la boca y la garganta
- Problemas en la vejiga
- Problemas nerviosos (neuropatía periférica)
- Problemas sexuales y de fertilidad
- Problemas urinarios
- Sangrado (trombocitopenia o disminución en la cantidad de plaquetas)
- Vómitos

CBD y aceite de cáñamo

Los cannabinoides ofrecen a los pacientes una alternativa de curación para el tratamiento de cánceres extraordinariamente invasivos. Hay más de veinte estudios de investigación principales que demuestran que los cannabinoides tienen propiedades anticancerígenas con potencial de detener el crecimiento de varios tipos diferentes de cáncer, incluido el melanoma, el cáncer cerebral y el cáncer de mama. Los cannabinoides también pueden contrarrestar la toxicidad química de los fármacos y de las fuentes ambientales protegiendo las células normales. Investigadores de la Universidad de Milán descubrieron que el CBD inhibe de manera dosis-dependiente el crecimiento de las células del glioma, un tipo de tumor celular, atacando y destruyendo selectivamente las células malignas. La comunidad médica también ha reconocido los beneficios del CBD para contrarrestar los efectos secundarios de la quimioterapia. Diversos estudios han demostrado que el THC también es aconsejable siempre que el paciente lo pueda tolerar. Busca el consejo de un profesional sanitario cualificado con un historial y un conocimiento demostrables sobre cannabinoides y cáncer. Evita la automedicación. El aceite de semillas de cáñamo con omega-3 (ácidos alfa-linoleico, eicosapentaenoico y docosahexaenoico, estos dos últimos de origen marino) puede mejorar los beneficios.

CARDÍACA, ENFERMEDAD

Véase CARDIOVASCULAR, ENFERMEDAD

CARDIOPATÍA

Véase CARDIOVASCULAR, ENFERMEDAD

CARDIOVASCULAR, ENFERMEDAD

Las enfermedades cardiovasculares, o cardiopatías, suponen la principal causa de muerte en Estados Unidos y actualmente afectan a unos 80 millones de estadounidenses. Por enfermedad cardiovascular se entiende cualquier patología que afecte al corazón o a los vasos sanguíneos. La enfermedad arterial coronaria, la angina de pecho, la aterosclerosis, la insuficiencia cardíaca congestiva y las arritmias cardíacas se encuentran entre las afecciones cardiovasculares más comunes.

Síntomas

Por lo general, los síntomas de una enfermedad cardiovascular están causados por vasos sanguíneos estrechados o latidos cardíacos anormales. Los enfermos a menudo no son conscientes de que tienen un problema cardíaco hasta que se produce una emergencia, como un ataque cardíaco o una insuficiencia cardíaca. Entre los síntomas más comunes se incluyen:

- Bradicardia (frecuencia cardíaca más baja de lo normal)
- Desmayo
- Dolor en el cuello, la mandíbula, la garganta o la espalda
- Dolor en el pecho (angina)
- Dolor o entumecimiento en piernas o brazos
- Falta de aire
- Mareo
- Taquicardia (frecuencia cardíaca más alta de lo normal)

Desencadenantes

Aparte de la genética, que contribuye significativamente, otros factores comunes que pueden provocar enfermedades cardiovasculares son:

- Colesterol elevado
- Consumo excesivo de drogas o alcohol
- Diabetes
- Dieta pobre
- Estrés crónico
- Hipertensión arterial

- Inactividad física
- Obesidad
- Tabaco

Tratamiento convencional/Efectos secundarios

El diagnóstico y el tratamiento de las diferentes enfermedades cardiovasculares variarán. Aparte de sugerir cambios en el estilo de vida, como seguir una dieta saludable baja en grasas o incorporar un programa de ejercicios moderado, los cardiólogos también pueden recetar fármacos. Entre los medicamentos convencionales más frecuentemente recetados para tratar una enfermedad cardiovascular se encuentran los inhibidores de la enzima convertidora de angiotensina para ensanchar las arterias, los vasodilatadores para facilitar el flujo sanguíneo por los vasos y los anticoagulantes para prevenir la formación de coágulos.

Entre los posibles efectos secundarios de los inhibidores de la enzima convertidora de angiotensina se pueden incluir mareos, fatiga y taquicardias. Los efectos secundarios comunes asociados a los vasodilatadores son edema (retención de líquidos), palpitaciones, dolor articular y en el pecho, cefaleas y náuseas. Los anticoagulantes aumentan el riesgo de sangrado, que puede llegar a ser mortal. No hay que tomar anticoagulantes si existe un trastorno de la coagulación o coagulopatía, como hemofilia, sangrado estomacal o intestinal, úlcera o hipertensión arterial. También se deben evitar después o poco antes de una cirugía o de un tratamiento dental, un aneurisma o una lesión reciente en la cabeza, o una enfermedad cardiovascular grave. Las mujeres embarazadas deben evitar los anticoagulantes, ya que se han relacionado con malformaciones congénitas. Muchos fármacos pueden tener interacciones graves cuando se toman con warfarina o con heparina. Antes de tomar un anticoagulante, hay que informar al médico sobre todos los medicamentos que se están tomando o que se han tomado recientemente. Cualquier tipo de medicamento para el corazón siempre debe tomarse bajo la atenta mirada de un cardiólogo o de otro profesional de la salud.

CBD y aceite de cáñamo

El aceite de CBD podría ser muy útil para el tratamiento de enfermedades cardiovasculares. Gracias a sus propiedades antiinflamatorias, el CBD puede ayudar a relajar los vasos sanguíneos, lo que permite que la sangre fluya con más facilidad. Ha mostrado efectos positivos en pacientes con isquemia o un aporte insuficiente de sangre a los músculos cardíacos. El CBD ha demostrado su eficacia en pacientes con enfermedades cardiovasculares provocadas por diabetes o accidente cerebrovascular. Reduce la respuesta cardiovascular al estrés y tiene un efecto directo sobre la longevidad de los glóbulos blancos.

Un artículo publicado en 2013 en el *British Journal of Clinical Pharmacology* aportó datos que mostraban el papel positivo que desempeña el CBD en el tratamiento de las enfermedades cardiovasculares. Se sabe que el CBD reduce la tensión en las paredes de los vasos sanguíneos. Se ha demostrado que los tratamientos con CBD *in vivo* en el corazón reducen la cantidad de tejido muerto creado por la falta de suministro de sangre, conocido como infarto. Como se cita en un estudio reciente publicado en el *Journal of Agricultural and Food Chemistry,* el aceite de cáñamo contiene una elevada concentración de esteroles, que pueden ayudar a reducir el riesgo de enfermedades cardiovasculares y promover la salud del corazón.

Modo de empleo: La dosis recomendada es de entre 3 y 30 mg diarios de CBD. Consulta con tu médico antes de empezar a tomar CBD.

CEFALEA

Muchas personas experimentan cefaleas en algún momento de su vida. Pueden variar de leves a muy graves, y pueden afectar negativamente a cualquiera. La gravedad y la ubicación del dolor están asociadas con el tipo de cefalea, como cefaleas tensionales, cefaleas en racimos, cefaleas sinusales, cefaleas de rebote y cefaleas por migraña.

Síntomas
Los siguientes signos o síntomas son característicos de cada tipo de cefalea:

Cefaleas en racimos (aparece en grupos). Dolor intenso en un lado de la cabeza, ojos llorosos y congestión o moqueo nasal en el mismo lado.

Cefaleas por migraña. Dolor punzante y unilateral con sensibilidad a la luz y que puede ir acompañado de náuseas o vómitos.

Cefaleas de rebote. Dolor de cabeza sordo, de tipo tensional, o dolor de cabeza por migraña, más intenso.

Cefaleas sinusales. Dolor y presión en los senos, que puede ir acompañado por fiebre.

Cefaleas tensionales (las más frecuentes). Presión o dolor ligero, moderado o intenso en las sienes o en la parte posterior de la cabeza o del cuello.

Desencadenantes

Las cefaleas están causadas principalmente por una inflamación de los vasos sanguíneos de dentro y de alrededor del cerebro o bien por la actividad química que tiene lugar en el cerebro. Los desencadenantes pueden ser factores relacionados con el estilo de vida o una enfermedad oculta; entre estos desencadenantes se incluyen:

- Abuso de medicación (cefalea de rebote)
- Aditivos alimentarios
- Alcohol
- Cambios en los patrones de sueño y vigilia
- Cambios hormonales (sobre todo en las mujeres)
- Deshidratación
- Estrés
- Exceso de cafeína
- Falta de ejercicio
- Infecciones
- Privación de sueño
- Rasgos de la personalidad
- Saltarse comidas

Tratamiento convencional/Efectos secundarios

El tratamiento tradicional de la cefalea depende del tipo de dolor de cabeza contra el que se lucha. Las cefaleas tensionales pueden tratarse con analgésicos de venta libre, como aspirina, ibuprofeno o acetaminofén. Los mismos medicamentos de venta libre pueden ayudar a aliviar el dolor de una migraña, aunque también existen ciertos fármacos con receta, como Imitrex® o Zomig®. Las cefaleas en racimos suelen requerir medicamentos inyectables (por ejemplo, Imitrex® o Sumavel®) o aerosoles nasales (Imitrex® o Zomig®), en todos los casos con receta, que proporcionan un rápido alivio. Los analgésicos o los descongestionantes nasales de venta libre pueden ayudar a aliviar el dolor de las cefaleas sinusales.

Aunque puedas experimentar alivio de una cefalea, estos fármacos tan utilizados pueden provocar náuseas, somnolencia, fatiga o taquicardia. El consumo prolongado de estos medicamentos puede provocar cefaleas de rebote.

CBD y aceite de cáñamo

El aceite de cáñamo y otros productos que contienen CBD tienen la capacidad de tratar cefaleas y migrañas. Los estudios muestran una relación entre las migrañas y una disfunción endocannabinoide. En una encuesta llevada a cabo por el *SFGate*, el 100 % de la población afirmó que el aceite de CBD aliviaba sus migrañas.

En 2007, investigadores de la Universidad de Perugia descubrieron que los niveles de endocannabinoides en el líquido cefalorraquídeo de pacientes con migrañas crónicas eran bastante bajos, lo que infiere que un deterioro del sistema endocannabinoide podría provocar cefaleas crónicas. El doctor Ethan Russo, neurólogo e investigador de cannabinoides, se sirvió la relación entre la diferencia de endocannabinoides y las migrañas para desarrollar la teoría de la deficiencia clínica del sistema endocannabinoide. Según la teoría del doctor Russo, los cannabinoides de origen vegetal como el CBD pueden ayudar a restablecer el equilibrio del sistema endocannabinoide.

Modo de empleo: La dosis recomendada es de 15 a 30 mg de CBD dos veces al día. También se ha demostrado que la vaporización tanto de CBD como de THC –si el paciente puede tolerar esta última sustancia– es una manera efectiva de aportar un alivio rápido. El aceite de semillas de cáñamo con omega-3 (ácidos alfa-linoleico, eicosapentaenoico y docosahexaenoico, estos dos últimos de origen marino) puede mejorar los beneficios.

COÁGULO SANGUÍNEO

Un coágulo es una agregación de células sanguíneas que se forma como consecuencia de una lesión o de un corte, más frecuentemente en las extremidades. Los coágulos también pueden formarse en las venas y en las arterias. Si los coágulos se rompen, pueden llegar al corazón, los pulmones o el cerebro. Los coágulos que se forman en las arterias pueden impedir que el oxígeno llegue a estos órganos vitales, lo que puede ocasionar problemas potencialmente mortales.

Síntomas
Los coágulos sanguíneos provocan diferentes síntomas dependiendo de en qué parte del cuerpo se forman. Muchas veces se formarán coágulos sin ningún síntoma.

Brazos o piernas
- Calor
- Cambio de color
- Dolor
- Hinchazón
- Sensibilidad

Corazón
- Dificultad respiratoria
- Dolor intenso en el pecho o el brazo

- Mareo
- Sudoración

Pulmones

- Dificultad respiratoria
- Dolor en el pecho
- Mareo
- Palpitaciones
- Problemas respiratorios
- Sudoración
- Tos sanguinolenta

Cerebro

- Dificultad para hablar
- Dificultad para ver
- Dolor de cabeza intenso y repentino

Abdomen

- Diarrea
- Dolor intenso e hinchazón
- Heces sanguinolentas
- Náuseas
- Vómitos

Desencadenantes

La disminución del flujo sanguíneo provocada por los coágulos puede ocasionar problemas de salud importantes. Hay una serie de factores de riesgo y de afecciones que son consecuencia de la formación de coágulos sanguíneos.

- Cáncer y tratamientos contra el cáncer
- Cirugía
- Contracepción oral
- Derrame cerebral

- Deshidratación
- Embarazo
- Fármacos
- Frecuencia cardíaca irregular
- Historia familiar
- Inmovilidad prolongada
- Obesidad
- Tabaco
- Venas varicosas

Tratamientos convencionales/Efectos secundarios

La mayoría de las veces, los coágulos sanguíneos se tratan con anticoagulantes. Evitan que los coágulos avancen y frenan la velocidad de coagulación de la sangre. El anticoagulante prescrito con más frecuencia es la heparina no fraccionada.

Aunque los anticoagulantes evitan que se formen nuevos coágulos y crezcan los ya existentes, pueden provocar complicaciones, como sangrado interno, hematomas, irritación cutánea en la zona de la inyección, piel azulada y picazón en los pies. Si se administran durante mucho tiempo, los anticoagulantes pueden causar osteoporosis.

CBD y aceite de cáñamo

El aceite de cáñamo es un anticoagulante natural debido a sus propiedades omega-3, que ayuda a reducir y evitar los coágulos sanguíneos. Según la *Medical Marijuana Research,* «el cáñamo podría aumentar el efecto anticoagulante de los anticoagulantes inhibiendo su metabolismo. Afecta directamente las propiedades anticoagulantes de las plaquetas. Por lo tanto, actúa como un anticoagulante natural y debería ser un sustituto de los fármacos anticoagulantes».

Modo de empleo: Si estás tomando anticoagulantes y quieres cambiar a extractos de cáñamo, es aconsejable hacerlo bajo supervisión médica. También es importante tener en cuenta que se ha reseñado que son efectivos los extractos con una relación THC/CBD de 2:1. La dosis diaria recomendada es de entre 3 y 30 mg de CBD.

Véase también: CARDIOVASCULAR, ENFERMEDAD; CEFALEA

COLITIS ULCEROSA

La colitis ulcerosa es una enfermedad inflamatoria crónica que causa inflamación y úlceras en el recto y en el colon. Puede ser dolorosa, vergonzosa y debilitante, y puede afectar a personas de todas las edades.

Síntomas
Los síntomas pueden presentarse y progresar de manera diferente en cada persona; de todos modos, los más comunes suelen ser:

- Diarrea persistente
- Dolor abdominal
- Dolores musculares
- Estreñimiento
- Fiebre
- Heces sanguinolentas
- Movimientos intestinales frecuentes y urgentes
- Mucosidad en las heces
- Pérdida de apetito
- Pérdida de peso

La ansiedad y el estrés pueden hacer que los síntomas empeoren.

Desencadenantes

La colitis ulcerosa puede comenzar gradualmente y empeorar con el tiempo. Se desconoce la causa exacta, pero los estudios han indicado que los siguientes factores pueden desempeñar un papel en la afección:

* Factores ambientales
* Herencia
* Sistema inmunitario hiperactivo

Aunque el estrés y la dieta no son las causas directas, los estudios llevados a cabo han demostrado que pueden incrementar las posibilidades de un nuevo brote.

Tratamiento convencional/Efectos secundarios

En función de la gravedad del problema, se pueden recetar ciertos fármacos antiinflamatorios, aunque en algunos casos extremos la opción debe ser la cirugía. Dado que algunos de estos medicamentos tienen efectos secundarios graves y que los medicamentos que funcionan con algunos enfermos quizá no funcionen con otros, se puede necesitar cierto tiempo para encontrar un fármaco adecuado en tu caso.

Los fármacos que más a menudo se prescriben para esta afección son los aminosalicilatos y los corticosteroides. También se pueden recetar antibióticos e inmunosupresores. Todos estos medicamentos tienen una serie de efectos secundarios, como malestar digestivo, cefaleas e insomnio, así como otros efectos secundarios más graves, como hipertensión arterial, diabetes, osteoporosis y un pequeño riesgo de desarrollar cáncer.

CBD y aceite de cáñamo

Hasta ahora, la mayor parte de la investigación se ha centrado en estudios con animales o tejidos humanos biopsiados. En un estudio citado en una edición de 2011 de *PLOS ONE*, los investigadores estudiaron «biopsias de individuos con colitis ulcerosa» y observaron que «el CBD era un agente antiinflamatorio efectivo, tanto si la biopsia era de un paciente en remisión como si pertenecía a un paciente con la enfermedad activa». Los investigadores también encontraron que el CBD afecta a ciertas células que constituyen la primera línea de defensa contra los patógenos nocivos. Normalmente, estas células estimulan la inflamación en el tracto gastrointestinal al fabricar una determinada proteína; por su parte, el CBD regula su producción y, por lo tanto, reduce la inflamación.

La investigación también sugiere que el CBD alivia los síntomas de la colitis ulcerosa; así, alivia el dolor, reduce las náuseas y abre el apetito. En un artículo publicado en la edición de octubre de 2011 del *European Journal of Gastroenterology & Hepatology*, los autores afirmaban que el cannabis es utilizado por pacientes con enfermedad inflamatoria intestinal para aliviar los síntomas, en particular aquellos pacientes con un historial de cirugía abdominal y dolor abdominal crónico.

Modo de empleo: La dosis recomendada es de entre 3 y 30 mg dos veces al día. Una combinación de extractos de cáñamo ricos en ACBD crudo con extractos de cáñamo concentrado Gold ofrece el abanico más amplio posible de cannabinoides en el cáñamo. Si se tolera, el THC puede aportar un alivio adicional al dolor. El aceite de semillas de cáñamo con omega-3 (ácidos alfa-linoleico, eicosapentaenoico y docosa-hexaenoico, estos dos últimos de origen marino) puede mejorar los beneficios.

Véase también: CROHN, ENFERMEDAD DE

CROHN, ENFERMEDAD DE

La enfermedad de Crohn es una enfermedad inflamatoria intestinal recurrente y crónica que afecta al revestimiento del tracto gastrointestinal. Puesto que la enfermedad compromete el sistema inmunitario, se puede experimentar dolor en las articulaciones, problemas oculares, erupción cutánea o enfermedad hepática. La enfermedad de Crohn puede ser dolorosa y debilitante. Sin embargo, con tratamiento, los enfermos pueden controlar la enfermedad.

Síntomas
La enfermedad de Crohn se puede caracterizar por los siguientes síntomas y signos, que varían de leves a graves:

- Anemia
- Diarrea
- Dolor abdominal
- Fiebre
- Fisuras anales
- Heces con sangre
- Malnutrición
- Náuseas
- Obstrucción intestinal
- Pérdida de peso

Desencadenantes

Se desconoce la causa exacta de la enfermedad de Crohn. Se han relacionado los posibles factores que conducen al desarrollo de la enfermedad con una combinación de diferentes elementos, entre los que se incluyen problemas en el sistema inmunitario, genética y ambiente.

Tratamiento convencional/Efectos secundarios

No hay cura para la enfermedad de Crohn. Se recetan medicamentos para controlar o prevenir la inflamación, y la elección de la medicación depende de la gravedad de la enfermedad y de si hay o no complicaciones.

Por lo general, se prescriben en primer lugar fármacos antiinflamatorios, tales como los 5-aminosalicilatos y los corticosteroides (prednisona). Algunos efectos secundarios asociados con los fármacos antiinflamatorios son malestar estomacal, náuseas, vómitos, dolor de cabeza, mareos, pérdida de apetito y fatiga.

Los supresores del sistema inmunitario, tales como Stelera®, Tysabri® o Rheumatrex®, también reducen la inflamación. Sin embargo, no se deben utilizar a largo plazo por sus efectos secundarios, como hinchazón, exceso de vello facial, alteración del sueño y un mayor riesgo de desarrollar diabetes y osteoporosis.

Se prescriben antibióticos cuando se considera una infección, pero no hay ninguna prueba sólida de que sean efectivos para tratar la enfermedad de Crohn. Los efectos secundarios más comunes que se experimentan al tomar un antibiótico se incluyen diarrea, malestar estomacal y náuseas.

CBD y aceite de cáñamo

Se ha descubierto que los cannabinoides disminuyen la inflamación intestinal, lo que con el tiempo reduce el dolor, alivia las náuseas y reduce la sensación de incomodidad. Los últimos descubrimientos indican que los tratamientos con cannabinoides son un importante competidor en la terapia y la remisión de la enfermedad de Crohn. En un estudio piloto llevado a cabo en 2005, los doctores Tod Mikuriya y David Bearman interrogaron a doce enfermos de Crohn que tomaban cannabis sobre sus síntomas después del tratamiento. Los pacientes informaron de una gran mejora en los síntomas generales sin efectos secundarios adversos.

Modo de empleo: La dosis diaria recomendada es de 3 a 30 mg. La reducción del estrés y de la ansiedad son críticos para quienes padecen enfermedad inflamatoria intestinal.

DÉFICIT DE ATENCIÓN CON HIPERACTIVIDAD, TRASTORNO POR

El trastorno por déficit de atención con hiperactividad (TDAH) es un problema común que se suele caracterizar por la incapacidad de mantener la concentración, prestar atención y controlar el comportamiento. Se suele diagnosticar durante la infancia, pero a veces persiste durante la adolescencia e incluso la edad adulta. Hoy en día, en Estados Unidos el TDAH afecta aproximadamente a un 11 % de los niños en edad escolar y a entre el 2 y el 5 % de los adultos. Es importante tener en cuenta que en 1994 el trastorno por déficit de atención (TDA) se cambió a «trastorno por déficit de atención con hiperactividad» (TDAH), independientemente de que el individuo mostrara síntomas de hiperactividad o no. Ahora los tres tipos de TDAH se identifican como «predominantemente hiperactivo-impulsivo», «predominantemente inatento» y «combinado». Muchos profesionales y profanos utilizan indistintamente ambos términos: TDA y TDAH.

Síntomas

El TDAH se manifiesta de una forma diferente en cada individuo. Otros signos del trastorno pueden ser:

- Cometer errores por descuido
- Desorganización
- Hablar en exceso
- Hiperactividad
- Impulsividad
- Inquietud
- Olvido

Desencadenantes

Aunque no hay una causa específica para estos trastornos, la investigación ha indicado que ciertos factores como la genética, el ambiente y las lesiones cerebrales pueden desempeñar un papel importante. En la mayoría de casos, los niños diagnosticados con TDAH tienen un familiar al que también se le ha diagnosticado este trastorno. También se ha demostrado que la exposición a niveles tóxicos de plomo contribuye al TDAH.

La investigación también ha sugerido que hay una conexión entre la nutrición y la dieta y los síntomas del TDAH. Se cree que los aditivos alimentarios y el azúcar, así como la falta de ácidos grasos omega-3, pueden contribuir a estos síntomas.

Tratamiento convencional/Efectos secundarios

Por lo general, el TDAH se trata con estimulantes de acción corta y de acción prolongada, no estimulantes y antidepresivos. Estimulantes como Ritalin®, Adderall® y Dexedrine® son el tipo de fármacos más frecuentemente recetados.

A finales de la década de 1990, los investigadores descubrieron que el metilfenidato, el ingrediente activo de Ritalin®, trata los síntomas del TDAH aumentando los niveles de dopamina en el cerebro. Sin embargo, también se descubrió que Ritalin® tiene un potencial significativo para causar daño cerebral permanente y problemas psiquiátricos. Incluso los fármacos para el TDAH no estimulantes provocan graves problemas psiquiátricos.

Aunque, como se ha mencionado anteriormente, estos estimulantes pueden ser efectivos para controlar y reducir los síntomas, tienen ciertos efectos secundarios. Los signos que pueden indicar problemas son:

- Apetito disminuido
- Crecimiento retardado
- Dolores de cabeza
- Dolores de estómago
- Irritabilidad
- Mal humor
- Problemas de sueño

CBD y aceite de cáñamo

Los estudios médicos han demostrado la capacidad del CBD para reducir los niveles de cortisol en el cerebro, lo que provoca un aumento en los niveles de dopamina. El THC también reduce dichos niveles, pero de una manera psicoactiva.

Los resultados de tratar el TDAH con cannabis a menudo son muy significativos. La investigación cita grados que van de C y D a A y B. En casi todos los casos, los pacientes con TDAH que fueron tratados con cannabis explicaron cómo les ayudó a prestar atención, a centrar su atención y a concentrarse. El doctor Bearman, «una figura en la investigación del cannabis», examinó la relación entre el sistema cannabinoide y el TDAH. Sus estudios han influido sobre los hallazgos del posible valor terapéutico de los cannabinoides, que mejoran los sistemas de control de la dopamina en el cerebro.

Modo de empleo: Por varias razones, es importante empezar y avanzar lentamente. Comenzar con cantidades pequeñas te permite tener más control para encontrar la dosis óptima.

Administra el CBD al menos con 2 horas de diferencia de los productos farmacéuticos para evitar las interacciones adversas de medicamentos. Para facilitar su absorción, toma un tentempié rico en grasa. Los aceites se pueden tomar con una jeringa, en cápsulas o a través de tubos G. A menudo, menos es más en estas situaciones, y grandes cantidades de CBD pueden causar ansiedad en algunos casos. Busca un producto en aerosol o en gotas que te permita suministrar CBD en miligramos. Algunos médicos han reseñado beneficios con tan sólo unas pocas aplicaciones de aerosol o con entre 1 y 3 mg de CBD. En cambio, el THC rara vez es adecuado para este trastorno, y menos en el caso de un niño. El aceite de semillas de cáñamo con omega-3 (ácidos alfa-linoleico, eicosapentaenoico y docosahexaenoico) puede mejorar los beneficios.

DEGENERACIÓN MACULAR RELACIONADA CON LA EDAD

La degeneración macular relacionada con la edad (DMAE) suele afectar a adultos de edad avanzada, mayores de 60 años. Es una enfermedad que afecta al ojo y provoca una pérdida de visión en la mácula (el centro del campo visual) debido a un daño en los vasos sanguíneos que irrigan la retina. Hay dos formas de DMAE:

DMAE seca: Esta forma se desarrolla a partir de la atrofia hasta la capa epitelial del pigmento retiniano de debajo de la retina.

DMAE húmeda: Esta forma aparece como consecuencia de un crecimiento anormal de los vasos sanguíneos que provoca lesiones y pérdida rápida de la visión si no se trata.

Síntomas

Es posible que no experimentes ningún síntoma en las primeras etapas de la DMAE; sin embargo, el primer signo de la afección se puede caracterizar por un cambio gradual o repentino en la calidad de la visión. Otros síntomas también pueden incluir:

- Áreas oscuras y borrosas
- Cambios en la percepción del color, en casos raros
- Pérdida de visión central
- Punto borroso en el centro de la visión

Desencadenantes

El problema puede ser heredado. Si un miembro de tu familia ha sido diagnosticado de degeneración macular, es posible que corras un mayor riesgo de desarrollar la enfermedad. Otros desencadenantes son:

- Colesterol alto
- Color de ojos claro
- Dieta
- Hipertensión arterial
- Inactividad
- Obesidad
- Tabaco

Tratamiento convencional/Efectos secundarios

Aunque no existe una cura para esta enfermedad, se han utilizado fármacos como Lucentis® y Avastin® para retardar o prevenir la pérdida de visión. También se pueden prescribir inyecciones en el ojo, como Macugen® y Eylea®, para frenar la pérdida de visión.

A pesar de que todos estos tratamientos han sido aprobados por la FDA para tratar la DMAE, pueden aparecer efectos secundarios graves asociados con su uso, como:

- Desprendimiento de retina
- Destellos de luz o motas
- Dolor ocular, enrojecimiento
- Hinchazón alrededor de los ojos
- Infecciones oculares
- Inflamación de la córnea
- Problemas de visión
- Sangrado (ojo inyectado de sangre) o secreción ocular
- Sensibilidad a la luz

Aparte del uso de fármacos como tratamiento, la cirugía láser es otra opción.

CBD y aceite de cáñamo

En el capítulo 2 se ha presentado el sistema endocannabinoide, que consta de una serie de receptores de cannabinoides que afectan los procesos fisiológicos del cuerpo. Estos receptores se encuentran en las células del cuerpo, incluidas las de los ojos, y tienen diferentes efectos sobre los tejidos. En diversos trabajos se han mencionado correlaciones entre el poder curativo del CBD y la DMAE. En un estudio finlandés de 2002 publicado en la revista *Pharmacology & Therapeutics,* los investigadores encontraron que en el ojo hay receptores de cannabinoides. El estudio concluyó que «fumar cannabis disminuyó la presión intraocular en pacientes con glaucoma».

Los receptores CB1 del sistema endocannabinoide afectan el área del ojo responsable de la presión ocular, mientras que los receptores CB2 afectan la retina y la córnea. Es probable que estas moléculas puedan afectar positivamente estos tejidos concretos y, por tanto, lo progresión de la DMAE. Se necesitan muchos más estudios para mostrar los detalles de estos receptores y cómo reaccionan los tejidos ante la presencia de estas moléculas. Se ha observado que los cannabinoides ayudan a mejorar los síntomas de la DMAE. La investigación ha reseñado que los cannabinoides:

- Inhiben el factor de crecimiento endotelial vascular (VEGF), proteína implicada en el desarrollo de nuevos vasos
- Protegen las células retinianas
- Reducen la tensión sanguínea
- Reducen la presión ocular

- Son antiinflamatorios para la zona de la retina
- Son antiangiogénicos
- Son neuroprotectores
- Tienen propiedades antienvejecimiento

Modo de empleo: La dosis recomendada es de 3 a 30 mg. En algunos casos también se puede administrar THC, siempre que el paciente lo pueda tolerar; si no es el caso, puede ser efectiva una dosis mayor de CBD, de hasta 120 mg diarios. El aceite de semillas de cáñamo con omega-3 (ácidos alfa-linoleico, eicosapentaenoico y docosahexaenoico, estos dos últimos de origen marino) puede mejorar los beneficios.

Si estás probando una forma de administración de CBD mejorada y no consigues los resultados deseados, toma la misma dosis en miligramos de un extracto de cáñamo que mencione la cantidad de miligramos de CBD en el etiquetado. Los resultados analíticos de pureza y potencia validados por resultados independientes de terceros innegociables corroboran con precisión cuánto CBD por dosis estás tomando realmente.

DEPRESIÓN

Todos nos hemos sentido tristes o deprimidos en un momento u otro, pero la tristeza resulta problemática cuando persiste y afecta negativamente nuestra vida. La depresión es uno de los trastornos mentales más comunes. Es un trastorno del estado anímico que afecta a prácticamente todos los aspectos de la vida diaria. Puede afectar tu forma de pensar, cómo te sientes y las actividades diarias, como dormir, comer y trabajar.

Síntomas

Según la American Psychiatric Association (Asociación Psiquiátrica Estadounidense), la depresión se caracteriza por «un profundo sentimiento de tristeza o una marcada pérdida de interés o placer en casi todas las actividades». Entre los síntomas comunes que suelen estar asociados con la depresión, se pueden incluir:

- Sentimientos de desesperanza e inutilidad
- Pérdida de interés por las actividades sociales y actividades cotidianas
- Cambios en el apetito
- Ganancia o pérdida de peso
- Inquietud e irritabilidad
- Fatiga crónica
- Sensación de letargia
- Dolores y molestias inexplicables
- Lloros inexplicables y ataques de ira
- Incapacidad para concentrarse
- Sueño excesivo o insomnio
- Pensamientos suicidas
- Cambios de humor
- Pérdida de interés por el sexo

Desencadenantes

La investigación ha puesto en evidencia que la depresión es una enfermedad grave causada por cambios en la química del cerebro. Hay muchos factores que pueden contribuir al inicio de la depresión, como la genética, cambios en los niveles hormonales, ciertas afecciones médicas, estrés, dolor, circunstancias complicadas en la vida o abuso de sustancias. La depresión puede darse por uno de estos factores o la combinación de varios de ellos.

Tratamiento convencional/Efectos secundarios
Tradicionalmente, el tratamiento de la depresión incluye psicoterapia y o medicamentos. Hay diversas formas de psicoterapia que se utilizan, como la terapia cognitivo-conductual (TCC), que trabaja para reemplazar los patrones de pensamiento negativo por otros más útiles y fundamentados. Los fármacos más frecuentemente recetados se denominan inhibidores selectivos de la recaptación de la serotonina (ISRS). Prozac® (fluoxetina), Paxil® (paroxetina), Zoloft® (sertralina) y Luvox® (fluvoxamina) son las marcas comerciales más conocidas. Aunque los fármacos antidepresivos ISRS parecen ser seguros, mucha gente experimentará efectos secundarios al tomarlos, como náuseas, diarrea, agitación, insomnio, dolor de cabeza o disminución del deseo sexual. Entre los efectos secundarios a largo plazo de tomar medicamentos ISRS se pueden incluir dificultades para dormir, disfunción sexual y aumento de peso.

CBD y aceite de cáñamo
El sistema endocannabinoide de nuestro cerebro ayuda a equilibrar el estado de ánimo e influye sobre nuestro «comportamiento de búsqueda de recompensas». También ayuda a mantener el equilibrio en el cuerpo al reducir el estrés y regular el sueño y el apetito. La depresión puede afectar negativamente al sistema endocannabinoide, lo que conduce a malos hábitos de sueño y alimentación, así como a niveles elevados de estrés. Investigadores de la Universidad de Buffalo descubrieron que el consumo de cannabidiol para restaurar la fun-

ción endocannabinoide puede ayudar a estabilizar el estado de ánimo y tratar la depresión. Se ha demostrado que el consumo de cannabis alivia el estrés, combate el insomnio y regula el apetito.

Aunque cualquiera puede consumir CBD para controlar la depresión, es recomendable que consultes a tu médico si estás embarazada o padeces otras enfermedades. Si estás considerando cambiar de productos farmacéuticos tradicionales a aceite de cáñamo o a CBD, también es importante que pidas el asesoramiento de tu médico.

Modo de empleo: La dosis recomendada es de 3 a 45 mg. El ACBD crudo también puede ser útil. El aceite de semillas de cáñamo con omega-3 (ácidos alfa-linoleico, eicosapentaenoico y docosahexaenoico, estos dos últimos de origen marino) puede mejorar los beneficios. Se recomienda una dosis adicional de ácido eicosapentaenoico.

DERMATITIS ATÓPICA

Véase ECZEMA. Citoquinas (proteínas), interferón gamma (INF-γ), factor de necrosis tumoral alfa (TNF-α) y gravedad de la insulitis significativamente reducidos en comparación con los controles no tratados.

Utiliza entre 3 y 30 mg de CBD hasta que los síntomas se hayan reducido. Asegúrate de disminuir la cantidad de CBD ante cualquier empeoramiento de los síntomas. El aceite de semillas de cáñamo con omega-3 (ácidos alfa-linoleico, eicosapentaenoico y docosahexaenoico, estos dos últimos de origen marino) puede mejorar los beneficios.

DMAE

Véase DEGENERACIÓN MACULAR RELACIONADA
CON LA EDAD

ECZEMA

El eczema (dermatitis atópica) es una afección de la piel que hace que la piel enrojezca y pique. Es común en niños, pero puede ocurrir a cualquier edad. El eczema es crónico y tiende a exacerbarse periódicamente y luego desaparece.

El eczema afecta a entre el 10 y el 20 % de los bebés y aproximadamente a un 3 % de los niños y adultos en la población occidental. No se ha encontrado ninguna cura para esta afección.

Síntomas

Por lo general, el eczema comienza antes de los cinco años y puede persistir hasta la adolescencia y la edad adulta. En algunas personas, se dispara periódicamente y luego desaparece durante un tiempo, que incluso puede ser de varios años. Los siguientes son síntomas asociados con el eczema y el daño que puede causar:

- Bultitos pequeños y elevados, que pueden verter fluido y formar costra al rascarse
- Manchas de color rojo a gris parduzco
- Picazón, especialmente de noche
- Piel abierta, sensible e hinchada por rascarse
- Piel engrosada, agrietada, seca y escamosa

Desencadenantes

Entre los factores que pueden empeorar los signos y los síntomas del eczema se incluyen:

- Bacterias y virus
- Cambios de temperatura y humedad
- Disolventes, limpiadores, jabones y detergentes
- Estrés
- Huevos, leche, cacahuetes, soja, pescado y trigo en bebés y niños
- Humo del tabaco y contaminación del aire
- Piel seca por largos baños y duchas con agua caliente
- Polvo y polen
- Ropa, mantas y alfombras de lana
- Sudoración

Tratamiento convencional / Efectos secundarios

Dado que todavía no se ha encontrado una cura para el eczema, la primera línea de ataque de la mayoría de médicos y dermatólogos es prescribir corticosteroides por vía tópica. Son esteroides que se aplica en forma de crema o de gel base sobre las zonas con eczema en la piel. Algunas personas presentan una reacción alérgica a los propios esteroides, lo que provoca picazón, ampollas blancas y una erupción que recuerda al acné. El eczema también puede volverse tolerante a los esteroides y reaparecer a pesar de una aplicación continuada.

Algunos de los siguientes efectos secundarios también se pueden asociar con el uso de una crema con corticosteroides:

- Cicatrización de heridas alterada
- Infecciones secundarias
- Adelgazamiento de la piel

Aparte del uso de corticosteroides, otros métodos convencionales para tratar el eczema son los inhibidores tópicos de la calcineurina, así como antibióticos, antifúngicos, antihistamínicos, antivirales y emolientes. De todos modos, ningún tratamiento convencional ofrece una solución permanente y todos ellos tienen muchas más limitaciones y efectos secundarios que los métodos y tratamientos alternativos.

CBD y aceite de cáñamo

El aceite de semillas de cáñamo es rico en ácidos grasos esenciales omega-3 y omega-6, los cuales ayudan mantener una buena salud de la piel al mantener la flexibilidad de las membranas celulares.

En 2005, el *Journal of Dermatology Treatment* publicó un estudio llevado a cabo por el doctor J. Callaway sobre el tratamiento del eczema. El doctor Callaway observó que la sequedad de la piel y la picazón mejoraban significativamente en aquellas personas que tenían eczema después de usar aceite de semillas de cáñamo durante veinte semanas. Afirmó: «Hemos observado una notable reducción de la sequedad y la picazón y una mejora general en los síntomas».

Modo de empleo: El doctor Callaway descubrió que dos cucharadas diarias de aceite de semillas de cáñamo en la dieta pueden ayudar a aliviar los efectos del eczema. Dado que la dosis de CBD difiere para cada persona, es mejor empezar con pequeñas cantidades y aumentarla gradualmente hasta experimentar el resultado deseado. Se ha visto que los bálsamos tópicos ricos en ACBD son efectivos en el tratamiento del eczema. También pueden ser útiles los tópicos Gold concentrados para tratar casos resistentes al tratamiento. Los cristales aislados de CBD permiten preparar productos tópicos que son más farmacológicos y correctivos que los productos naturales de uso diario. Usa entre 3 y 15 mg de CBD dos veces al día en caso de inflamación interna. El aceite de semillas de cáñamo con omega-3 (ácidos alfa-linoleico, eicosapentaenoico y docosahexaenoico, estos dos últimos de origen marino) puede mejorar los beneficios.

EPILEPSIA

La epilepsia es un trastorno neurológico crónico que se caracteriza por episodios recurrentes y no provocados de ataques, conocidos como convulsiones, o una pérdida de la conciencia. Puede afectar a personas de todas las edades. Hay muchos tipos de convulsiones, que normalmente los médicos clasifican como generalizadas, focales o desconocidas. Por lo general, las convulsiones suelen durar entre unos pocos segundos y unos pocos minutos.

Síntomas

Las convulsiones suelen ocurrir sin previo aviso. Los síntomas pueden variar según el tipo. Por lo general, alguien que sufre convulsiones experimentará el mismo tipo de convulsión cada vez. Por lo tanto, los síntomas serán similares para cada episodio. Entre los signos y síntomas se pueden incluir:

- Aturdimiento
- Cambios de sensaciones (olas de calor o de frío)
- Confusión temporal
- Corazón acelerado
- Debilidad muscular
- Pérdida de conciencia

- Pérdida de conocimiento
- Sacudidas o contracciones musculares (brazos y piernas) sin control

Desencadenantes
Las causas del trastorno pueden variar según la edad de la persona. Si no hay una causa clara aparente, puede deberse a un factor genético. Entre los desencadenantes comunes de las crisis epilépticas se pueden incluir:

Bebés y niños
- Anoxia durante el nacimiento
- Consumo de drogas por parte de la madre
- Fiebre
- Hemorragia intracraneal
- Infecciones
- Malformaciones cerebrales
- Trastornos congénitos
- Traumatismo cerebral
- Adultos
- Derrame cerebral
- Enfermedad de Alzheimer
- Lesiones cerebrales
- Traumatismo cerebral
- Tumor

Tratamiento convencional/Efectos secundarios
Muchas convulsiones epilépticas se pueden controlar con fármacos anticonvulsivos. La elección del fármaco anticonvulsivo prescrito dependerá de la edad de la persona, de su estado general de salud y de su historial médico. Aunque los fármacos

pueden controlar las convulsiones, no curan el trastorno y la mayoría de las veces la persona deberá seguir tomando la medicación. El consumo de estos fármacos puede tener efectos secundarios adversos, tales como mareos, fatiga, náuseas, vómitos, erupciones cutáneas, depresión y pérdida del apetito.

CBD y aceite de cáñamo

La evidencia de los estudios demuestra que el CBD podría ser útil para controlar las convulsiones. La investigación ha demostrado que el CBD puede actuar como anticonvulsivo e incluso puede tener efectos antipsicóticos. Varios estudios han demostrado que el uso de CBD es un método eficaz para reducir el número de convulsiones que sufre una persona con epilepsia.

Uno de estos estudios es el del doctor Anup Patel, del Nationwide Children's Hospital y de la Facultad de Medicina de la Universidad del estado de Ohio en Columbus, quien descubrió que el cannabidiol es un tratamiento efectivo para el síndrome de Lennox-Gastaut, una forma grave de epilepsia. Se evaluó un grupo de 225 pacientes jóvenes con el síndrome de Lennox-Gastaut. Cada día, a los pacientes se les administró una dosis alta o baja de cannabidiol o un placebo inactivo. Los pacientes que tomaron la dosis más alta experimentaron una reducción del 42% en las convulsiones atónicas. Además, el 40% de los pacientes de ese grupo vio que la cantidad de convulsiones que normalmente experimentaban se redujo a la mitad o más. Los pacientes que tomaron la dosis más baja tuvieron una reducción del 37% en las convulsiones atónicas y un 36% experimentaron menos de la mitad de convulsiones. En cambio, los del grupo que tomaron placebo tuvieron una reducción del 17% en las convulsiones atónicas y el 15% vio cómo sus convulsiones se redujeron a la mitad o más.

Se necesitan llevar a cabo más investigaciones para determinar la seguridad y la eficacia del CBD; sin embargo, la comunidad médica está empezando a reconocer los resultados positivos que algunas personas han experimentado después de consumir extractos ricos en CBD.

Modo de empleo: La dosis recomendada es de 30 mg. Se desaconseja la automedicación, especialmente cuando se toman diversos fármacos antiepilépticos. En esta población de pacientes, las interacciones farmacológicas con el CBD requieren un control, una supervisión y una atención médica muy estrictos. Con frecuencia, los informes que hablaban de una cura milagrosa para la enfermedad revelan que se ha topado con otro muro de resistencia al tratamiento y que esa cepa de cannabis ya no funciona. ¡Qué decepción! La promesa del cáñamo ya no sirve, ha dejado de funcionar. ¿Qué ha cambiado de repente? Pues lo que ha cambiado es nuestro sistema endocannabinoide, sobre todo cuando estamos muy enfermos. El sistema endocannabinoide puede ser nuestro sistema de control dominante; sin embargo, nunca aprendemos a controlarlo completamente e incluso puede hacernos daño al intentar curarnos.

En la actualidad se están desarrollando una serie de fármacos ya aprobados por la FDA que tienen CBD como principio activo para tratar convulsiones resistentes al tratamiento; son medicamentos de los cuales no se encuentra en el mercado un homólogo comercial ni un genérico. Estos fármacos aprobados por la FDA no son extractos de cáñamo y sólo se podrán adquirir en farmacias. Cuando se trata la epilepsia con CBD, el único producto que se debe usar se debe adquirir en una farmacia y asegurarse que tenga un tapón a prueba de niños. No se recomienda utilizar extractos de cáñamo vendidos *online* ni a herboristas independientes.

ESCLEROSIS MÚLTIPLE

La esclerosis múltiple es una enfermedad del sistema nervioso central en el que el sistema inmunitario ataca las fibras nerviosas del cuerpo. La ruptura de la vaina protectora de la fibra nerviosa causa problemas de comunicación entre el cerebro y el resto del cuerpo, daña los nervios y puede dañar la médula espinal.

Síntomas

Los síntomas de la esclerosis múltiple dependen de lo dañados que estén los nervios. La esclerosis múltiple más grave puede provocar que el enfermo pierda la capacidad de caminar, mientras que los pacientes con una esclerosis múltiple más leve únicamente experimentan entumecimiento. A continuación, se mencionan los síntomas más comunes, tanto para las formas graves como para las leves:

- Entumecimiento o debilidad (a menudo ocurre en un lado del cuerpo a la vez)
- Fatiga
- Habla arrastrada
- Mareos
- Parálisis
- Pérdida de visión total o parcial
- Problemas en los intestinos y la vejiga
- Sensaciones temblorosas en el cuello
- Temblor y falta de coordinación

Desencadenantes

Las causas de la esclerosis múltiple son desconocidas, aunque se clasifica como una enfermedad autoinmune. Algunos de los posibles factores de riesgo son:

- Clima y ambiente (la esclerosis múltiple es más común en zonas de clima templado)
- Edad (normalmente se inicia entre los 15 y los 60 años)
- Genética e historia familiar
- Raza (los blancos tienen las mayores tasas de esclerosis múltiple)
- Sexo (las mujeres tienen el doble de probabilidades que los hombres de desarrollar esclerosis múltiple)
- Sufrir ciertas enfermedades autoinmunes
- Sufrir ciertas enfermedades, como el virus Epstein-Barr

Tratamiento convencional/Efectos secundarios

Actualmente no hay fármacos ni tratamientos efectivos para la esclerosis múltiple. Los tratamientos se aplican sobre todo para aliviar los dolores y hacer que los enfermos se sientan más cómodos, o bien para ralentizar la progresión de la enfermedad. Entre estos tratamientos se incluyen los corticosteroides, tomados tanto por vía oral como intravenosa, que reducen la inflamación de los nervios. Otro tratamiento es el intercambio plasmático, en el que el plasma de la sangre del paciente se separa de las células sanguíneas; a continuación, las células sanguíneas se mezclan con albúmina (una solución proteica) y se inyectan nuevamente en el cuerpo del enfermo.

Los tratamientos para frenar la progresión de la esclerosis múltiple incluyen ocrelizumab, que es la única terapia aprobada por la FDA para la esclerosis múltiple progresiva primaria. Tener esclerosis múltiple progresiva primaria significa que la enfermedad empeora desde el inicio, sin recaídas ni remisiones. Ocrelizumab es un fármaco de anticuerpos y ha demostrado en ensayos que impide que la discapacidad empeore.

Por su parte, los pacientes con esclerosis múltiple recurrente-remitente experimentan ataques intermitentes de síntomas neurológicos seguidos de períodos de remisión. El ocrelizumab también se puede utilizar para tratar esta forma de esclerosis múltiple porque se ha demostrado que reduce el número de recaídas que el enfermo experimenta. Otros tratamientos para esta forma de esclerosis múltiple son los interferones beta, que se inyectan para reducir la gravedad de las recaídas; acetato de glatiramer, también inyectado, que bloquea el sistema inmunitario para que no ataque las fibras nerviosas, y dimetilfumarato, un medicamento oral que puede reducir las recaídas.

Otras terapias para la esclerosis múltiple incluyen la fisioterapia para fortalecer los músculos debilitados y mejorar la movilidad, relajantes musculares y fármacos para combatir la fatiga. La American Academy of Neurology (Academia Estadounidense de Neurología) recomienda tomar extracto de cannabis por vía oral para tratar los síntomas del dolor y la espasticidad muscular. A continuación, analizaremos con más detalle la literatura sobre el uso del CBD en el tratamiento de la esclerosis múltiple.

CBD y aceite de cáñamo
Se han publicado docenas de artículos que muestran los beneficios del CBD para tratar los síntomas de la esclerosis múltiple. La mayor parte de la investigación se ha llevado a cabo usando Sativex®, un fármaco que contiene THC y CBD en

una proporción 1:1. Sativex® es el primer extracto de marihuana recetado aprobado por la FDA.

En 2011, se publicó un perfil de fármaco para Sativex® en la *Expert Review of Neurotherapeutics*. En el perfil, los autores detallaban qué es Sativex® (una mezcla 1:1 de THC y CBD disponible como espray bucal) y su uso en diversos ensayos clínicos. El artículo informaba que, por lo general, los resultados de estos ensayos clínicos mostraban «una reducción en la gravedad de los síntomas asociados con la espasticidad». La espasticidad es frecuente en la esclerosis múltiple, e implica músculos que se agarrotan y resultan difíciles de mover o de controlar. Los pacientes experimentaron una mejora en la calidad de vida cuando añadieron Sativex® a su régimen de tratamiento. El perfil concluyó que «los estudios iniciales bien controlados con el espray bucal Sativex® administrado como complemento de la terapia habitual han obtenido resultados prometedores y abren vías alentadoras para futuras investigaciones».

En un estudio publicado en 2013, Sativex® se utilizaba para aliviar los síntomas de la espasticidad muscular. El ensayo doble ciego controlado con placebo de quince semanas de duración implicó 337 pacientes de esclerosis múltiple con espasticidad. Los resultados mostraron que, en comparación con los que habían sido tratados con placebo, el 98 % de los pacientes tratados con Sativex® encontraron algún tipo de alivio durante las primeras cuatro semanas de tratamiento. Los efectos secundarios debidos a la dosis de Sativex® fueron leves o moderados. Los autores del estudio consideraron que «el tratamiento con Sativex® produjo una reducción significativa de la espasticidad resistente al tratamiento en sujetos con esclerosis múltiple avanzada y espasticidad grave. La respuesta observada durante las primeras cuatro semanas de tratamiento parece ser una ayuda útil para predecir si el paciente responderá o no».

Uno de los investigadores punteros en el estudio del CBD, el doctor Zvi Vogel, de Israel, colaboró en 2011 en la redacción de un estudio que demostraba cómo el CBD ayudaba a ratones con síntomas de esclerosis múltiple. Los ratones sufrían una afección similar a la esclerosis múltiple, en la que sus extremidades estaban parcialmente paralizadas. Después de inyectarles CBD, los ratones empezaron a moverse y andar de nuevo sin cojear. Los ratones tratados con CBD mostraron significativamente menos inflamación en la médula espinal que los ratones no tratados. El CBD funcionó evitando que las células inmunitarias de los ratones atacaran las células nerviosas de la médula espinal.

En 2013, los investigadores israelíes continuaron este estudio con otro estudio. En dicho estudio, los investigadores aislaron células inmunitarias dañinas de ratones con parálisis. Estas células inmunitarias habían estado dañando el cerebro y la médula espinal de los ratones. Administrando THC y CBD, los investigadores encontraron que ambas sustancias ayudaban a reducir la cantidad de moléculas inflamatorias que se producen, en particular una molécula inflamatoria llamada interleucina-17 (IL-17), que a menudo evidencia los casos de esclerosis múltiple. El estudio concluyó que «la presencia de CBD o de THC impide que las células inmunitarias desencadenen la producción de moléculas inflamatorias y limita la capacidad de las moléculas para llegar al cerebro y la médula espinal y dañarlos».

En estudios preliminares, el aceite de semillas de cáñamo —que no contiene CBD ni THC— se mostró como un posible tratamiento para los síntomas de esclerosis múltiple gracias a sus propiedades antiinflamatorias. Un estudio de 2012 reunió a 23 pacientes con esclerosis múltiple recurrente-remitente. Se les administró dosis de entre 18 y 21 g diarios de aceite de semillas de cáñamo y de aceite de onagra en una proporción de 9:1 durante seis meses. Además, los pacientes debían seguir una dieta que incluía alimentos bajos en colesterol y grasas trans y saturadas; una gran cantidad de frutas, verduras, frutos secos, semillas, pescado, hidratos de carbono sin refinar y aceites de oliva o de semillas de uva, y una reducción en la cantidad de azúcares, almidón refinado y aditivos alimentarios.

Después de seguir la dieta durante seis meses y tomar la mezcla de aceites de semillas de cáñamo y onagra, se analizó la sangre de los pacientes. Los investigadores encontraron que la producción de citoquinas proinflamatorias había disminuido significativamente, mientras que la producción de citoquinas antiinflamatorias IL-4 había aumentado. Hubo una mejora en la Escala Expandida del Estado de Discapacidad (o EDSS, por sus siglas en inglés). Los coautores del estudio concluyeron que «nuestros datos han demostrado que los aceites cosuplementados de semillas de cáñamo y onagra con [...] la intervención sobre la dieta pueden reducir el riesgo de desarrollar esclerosis múltiple debido a los efectos sobre la disminución de las citoquinas proinflamatorias y el incremento de las citoquinas antiinflamatorias».

Modo de empleo: El fármaco cannabinoide Sativex® es una proporción 1:1 de CBD y THC extraídos de la marihuana y aprobado en todo el mundo para el tratamiento de la esclerosis múltiple. Se desaconseja y no se recomienda la automedicación en esta población. El aceite de semillas de cáñamo con omega-3 (ácidos alfa-linoleico, eicosapentaenoico y docosahexaenoico) puede mejorar los beneficios.

ESQUIZOFRENIA

La esquizofrenia es una enfermedad mental en la que el enfermo experimenta una realidad distorsionada. La incapacidad para pensar con claridad, el comportamiento irracional y las emociones extremadamente variadas son indicativos de esquizofrenia. Específicamente, las personas con esquizofrenia experimentan delirios o pensamientos que no se basan en la realidad. A menudo también sufren alucinaciones visuales o auditivas, sobre todo escuchar voces. Los pacientes pueden agitarse o deprimirse fácilmente y moverse y reaccionar de manera extraña, por ejemplo, haciendo movimientos exagerados e inútiles. Es un problema crítico y crónico que requiere un tratamiento de por vida para su manejo.

Síntomas

Los síntomas pueden variar dependiendo de su gravedad. En algunos esquizofrénicos, los síntomas pueden estar siempre presentes, mientras que en otros, los síntomas empeoran y luego mejoran. La enfermedad suele empezar a aflorar hacia los veinte años. Los siguientes son algunos de los síntomas más comunes:

- Abandono de la higiene
- Alucinaciones
- Conversación monótona
- Delirios
- Movimientos anormales
- Oír voces
- Pensamiento desorganizado
- Pensamientos suicidas

- Pérdida de interés por los *hobbies*
- Respuestas emocionales anormales
- Retraimiento social

Desencadenantes
Aunque no se ha determinado una causa exacta de la esquizofrenia, se cree que está causada por una combinación de historia familiar y genética, consumo en el pasado de drogas psicoactivas, química cerebral y entorno.

Tratamiento convencional/Efectos secundarios
En la mayoría de los casos se requiere una medicación para controlar la esquizofrenia. Muchas veces se prescribe un tipo de fármacos llamados antipsicóticos. Funcionan sobre la dopamina, un neurotransmisor cerebral responsable de controlar las emociones y los movimientos y de generar placer. Hay dos tipos de antipsicóticos. Los antipsicóticos de primera generación son más económicos que los de segunda generación, pero tienden a presentar efectos secundarios más graves, incluida la posibilidad de desarrollar un trastorno del movimiento. Ambas generaciones de antipsicóticos bloquean receptores cerebrales similares.

La terapia y las intervenciones pueden ser efectivas si se aplican junto con la prescripción de medicamentos. Entre las terapias se pueden incluir terapia individual para enseñar a los pacientes a reconocer pensamientos anormales y señales de alerta de una recaída; terapia familiar para extender el apoyo a los seres queridos de los pacientes y entrenamiento en habilidades sociales. Además, muchos esquizofrénicos necesitan ayuda a domicilio o coordinadores de servicios para ayudarlos a cuidar de sí mismos y a encontrar trabajo.

CBD y aceite de cáñamo

El cannabis rico en THC puede empeorar los síntomas de la esquizofrenia, especialmente la ansiedad y la psicosis. En cambio, el CBD reduce estos efectos del THC.

Un estudio publicado en el *Brazilian Journal of Medical and Biological Research* afirmaba que «las propiedades antipsicóticas del CBD han sido investigadas en modelos animales [...], lo que sugiere que el CBD tiene un perfil farmacológico similar a los fármacos antipsicóticos atípicos [de segunda generación]».

Según un estudio llevado a cabo en el Illawarra Health and Medical Research Institute (IHMR), «una vez aislado, [el CBD] se podría usar para tratar síntomas cognitivos negativos de la enfermedad mental grave, incluyendo retraimiento social y expresión emocional confusa».

En otro estudio liderado por Markus Leweke, de la Universidad de Colonia, en Alemania, se estudiaron 39 pacientes hospitalizados por episodios psicóticos. De éstos, 19 pacientes fueron tratados con amilsulprida, un fármaco antipsicótico, y los otros 20 pacientes recibieron CBD. Ambos grupos mostraron una mejora significativa transcurridas las cuatro semanas del ensayo. Los pacientes que tomaron CBD no mostraron ninguna diferencia con respecto a los que tomaron amilsulprida. Los investigadores concluyeron que el CBD no sólo estaba a la par con los fármacos antipsicóticos en el tratamiento de la esquizofrenia, sino que también carecía de los efectos secundarios típicos que se asociaban a los antipsicóticos.

Modo de empleo: La dosis recomendada es de entre 3 y 30 mg de CBD dos veces al día. Los extractos concentrados pueden ser más efectivos cuando se combinan con mayores cantidades de ácidos omega-3 eicosapentaenoico y docosahexaenoico.

ESTRÉS POSTRAUMÁTICO, TRASTORNO POR

Véase ANSIEDAD, TRASTORNOS DE

FIBROMIALGIA

La fibromialgia es una afección común que se caracteriza por dolor crónico y sensibilidad en los músculos y los huesos, así como por fatiga. Afecta principalmente a las mujeres, aunque los hombres y los niños también pueden sufrir esta afección. Puede ser un trastorno difícil de diagnosticar porque los síntomas principales pueden ser similares a los de otras afecciones.

Síntomas

El dolor es el síntoma principal y se percibe en diferentes grados en diferentes momentos del día. Para algunos enfermos, el dolor empeora cuando se despiertan y mejora a medida que avanza el día. Diferentes personas pueden experimentar este dolor de varias maneras, como dolor crónico, generalizado, punzante, sensible y profundo. Otros síntomas comunes asociados con la fibromialgia pueden ser:

- Ansiedad
- Depresión
- Fatiga crónica
- Intestino irritable
- Migrañas
- Piernas inquietas
- Problemas cognitivos («fibroniebla»)
- Problemas para dormir

Desencadenantes

Los médicos no pueden encontrar una causa directa relacionada con la fibromialgia; sin embargo, una combinación de factores puede desempeñar un papel en la activación de la afección. Entre estos factores se incluyen:

- Genética
- Historia familiar
- Infecciones
- Sexo (diagnosticada mucho más a menudo en mujeres)
- Trauma emocional
- Trauma físico

Tratamiento convencional/Efectos secundarios

Por lo general, el médico de cabecera recetará fármacos o terapia para ayudar a reducir los síntomas asociados con la fibromialgia. Las opciones más comunes de medicamentos son los analgésicos de venta libre, como el acetaminofén, el ibuprofeno o el naproxeno sódico, así como los antidepresivos, como Cymbalta® (duloxetina). En algunos casos también se puede recetar otros medicamentos, como el tramadol, un analgésico de tipo opioide, para aliviar el dolor.

Además de los medicamentos, se pueden sugerir varias terapias (tradicionales y alternativas) para disminuir los efectos de la fibromialgia sobre el cuerpo, incluidas la fisioterapia, la terapia ocupacional, la acupuntura, el yoga o el taichí.

Los medicamentos de venta libre, como todos los medicamentos, pueden causar efectos secundarios y pueden no ser seguros para todo el mundo. Entre los efectos secundarios se suelen incluir malestar o dolor estomacal, náuseas, diarrea o ardor de estómago. En algunos casos, puede aumentar la tensión arterial, provocar úlceras o sangrado estomacal o causar reacciones alérgicas.

CBD y aceite de cáñamo

Aunque hay una falta de investigación científica, algunos artículos recientes han demostrado que las personas que sufren de fibromialgia han podido controlar una serie de síntomas con el aceite de CBD. Estos artículos mencionan que estos pacientes pudieron aliviar el dolor crónico, la ansiedad, la depresión, los cambios de humor y la dificultad para dormir sin sufrir los efectos secundarios de los fármacos tradicionales.

Modo de empleo: Según la *CBD Oil Review*, para tratar el dolor crónico la dosis recomendada es de entre 3 y 30 mg de CBD por vía oral durante un promedio de 25 días. Dado que la dosis de CBD difiere para cada persona, se sugiere comenzar con pequeñas cantidades y aumentar gradualmente la dosis hasta obtener el resultado deseado. Los bálsamos tópicos también pueden aliviar el dolor, la inflamación y la hinchazón. El aceite de semillas de cáñamo con omega-3 (ácidos alfa-linoleico, eicosapentaenoico y docosahexaenoico, estos dos últimos de origen marino) puede mejorar los beneficios.

GLAUCOMA

El glaucoma se manifiesta cuando ha habido daño en el nervio óptico. Es la causa principal de ceguera en personas mayores de 60 años. Hay dos tipos de glaucoma: el glaucoma primario de ángulo abierto, que es el más común, y el glaucoma de ángulo estrecho o de ángulo cerrado.

Síntomas

En los primeros estadios del glaucoma primario de ángulo abierto no hay síntomas o signos evidentes. Por otro lado, entre los síntomas de un ataque de glaucoma de ángulo estrecho se pueden incluir:

- Aparición de arcoíris o de halos
- Dolor de cabeza
- Dolor en el ojo o en la región frontal
- Enrojecimiento del ojo
- Náuseas
- Visión borrosa o nublada
- Visión disminuida
- Visión en túnel
- Vómitos

Desencadenantes

El glaucoma se da cuando se acumula líquido en la parte anterior del ojo. Ese líquido adicional aumenta la presión en el ojo, dañando el nervio óptico y provocando pérdida de visión. Entre los motivos de esta acumulación se pueden mencionar:

- Genética
- Infecciones oculares graves
- Inflamación
- Taponamiento de los vasos sanguíneos del ojo
- Lesión ocular, física o química

Tratamiento convencional/Efectos secundarios

El glaucoma se suele tratar con colirios. Aunque estas gotas para los ojos disminuyen la presión al ayudar a drenar el fluido, pueden provocar algunos efectos secundarios, como picazón o comezón, sequedad de boca, visión borrosa y cambios en el nivel de energía, los latidos cardíacos y el pulso. Si las gotas para los ojos no reducen la presión, también se puede recetar un fármaco oral, por lo general un inhibidor de la anhidrasa carbónica. Entre los efectos secundarios se incluyen depresión, malestar estomacal, cálculos renales, micción frecuente y sensación de hormigueo en los dedos de los pies y de las manos. Si la medicación oral o las gotas para los ojos no mejoran el estado del paciente, puede ser necesaria una cirugía (tradicional o por láser).

CBD y aceite de cáñamo
Diversos estudios con animales han demostrado que el CBD ha resultado ser beneficioso para reducir la presión intraocular. En concreto, un estudio, citado en *Graefe's Archive for Clinical and Experimental Ophthalmology* en 2000, afirmaba que «los cannabinoides aplicados directamente en los ojos de conejos provocaron una disminución de la presión intraocular al cabo de 1,5 horas de su administración y los efectos duraron más de 6 horas. Por su parte, el ojo sobre el que no se había administrado el cannabinoide también experimentó una disminución de la presión intraocular, pero el efecto sólo duró 4 horas».

La investigación científica presentada en el *European Journal of Neuroscience* encontró que la «aplicación de un cannabinoide directamente en el ojo humano disminuyó la presión intraocular en 30 minutos y alcanzó la máxima reducción durante los primeros 60 minutos». Estos estudios, así como otras observaciones llevadas a cabo, confirman que los cannabinoides pueden reducir la presión intraocular cuando se administra por vía tópica o por vía sistémica.

Modo de empleo: La dosis recomendada para el glaucoma es una única dosis de CBD de entre 15 y 30 mg. Se puede necesitar THC. El aceite de semillas de cáñamo con omega-3 (ácidos alfa-linoleico, eicosapentaenoico y docosahexaenoico, estos dos últimos de origen marino) puede mejorar los beneficios.

HIPERTENSIÓN ARTERIAL

La hipertensión arterial, o tensión arterial elevada, afecta a aproximadamente al 30 % de los estadounidenses. Al estar relacionada con la fuerza del flujo sanguíneo, la hipertensión arterial puede dañar las arterias y provocar patologías potencialmente mortales, como enfermedades cardiovasculares o derrames cerebrales. La lectura de la tensión arterial muestra dos números: un número más alto, que corresponde a la fuerza del flujo sanguíneo cuando el corazón late (presión sistólica), y un número más bajo, que muestra la fuerza cuando el corazón está descansando (presión diastólica). De acuerdo con las recomendaciones actuales de la American Heart Association (Asociación Estadounidense del Corazón), una lectura inferior a 120/80 se considera normal, mientras que una lectura de 140/90 o superior se considera alta. Un aspecto temible de la hipertensión arterial es que no presenta ningún síntoma evidente. Debido a esto, muchas personas hipertensas desconocen que la sufren, por lo que a veces se la conoce como «el asesino silencioso». La hipertensión arterial no se puede curar, pero se puede gestionar con éxito.

Síntomas

Normalmente, la hipertensión arterial no muestra ningún síntoma inusual. La única forma de saber con certeza si la sufres es hacer que tu médico te la tome. Algunos síntomas no concluyentes comunes pueden ser:

- Cefaleas intensas
- Dolores en el pecho
- Falta de aire
- Fatiga
- Hemorragias nasales
- Manchas de sangre en los ojos
- Rubor facial

Desencadenantes

Entre los factores comunes que pueden causar hipertensión arterial se incluyen:

- Consumo excesivo de alcohol
- Dieta rica en sodio y pobre en potasio
- Edad (es más probable que la gente mayor sufra hipertensión arterial)
- Estrés
- Genética e historia familiar
- Inactividad física
- Obesidad
- Tabaco

Tratamiento convencional/Efectos secundarios

Para tratar la hipertensión arterial, los médicos suelen sugerir primero algunos cambios básicos en estilo de vida, como seguir una dieta saludable baja en sodio y hacer ejercicio. Dejar de fumar y reducir o eliminar el consumo de alcohol también puede ayudar a bajar la hipertensión arterial. Entre los fármacos recomendados más comunes se incluyen los diuréticos. Los diuréticos ayudan a reducir el volumen sanguíneo al eliminar el exceso de sodio y de agua en el cuerpo. Los betabloqueantes, que a menudo funcionan en combinación con otros fármacos, se recetan para ayudar a dilatar los vasos sanguíneos y reducir la presión en el corazón. Los bloqueadores de los receptores de angiotensina II (conocidos con las siglas BRA, del inglés) y los bloqueadores de los canales de calcio ayudan a relajar los vasos sanguíneos y permiten un flujo sanguíneo más fácil.

Los betabloqueantes pueden provocar somnolencia, mareos, sequedad bucal y estreñimiento o diarrea. La fatiga, las cefaleas, los mareos y la tos seca son reacciones comunes a los BRA, mientras que los bloqueadores de los canales de calcio pueden causar aturdimiento, estreñimiento, hinchazón de pies y tobillos, y aumento del apetito. El pomelo y su zumo interactúan negativamente con los bloqueadores de los canales de calcio, por lo que deben evitarse. También se debe evitar el alcohol, ya que interfiere con los efectos positivos del fármaco al tiempo que incrementa sus efectos secundarios.

CBD y aceite de cáñamo

Investigaciones recientes sugieren que el sistema cannabinoide del cuerpo juega un papel importante en el control de la tensión arterial. Los estudios con animales han demostrado que los endocannabinoides suprimen la hipertensión y reducen la tensión arterial.

En un estudio publicado en 2015, Christopher Stanley y su equipo de la Facultad de Medicina de la Universidad de Nottingham se propusieron descubrir si los endocannabinoides podrían ser un posible sustituto de los fármacos para la hipertensión arterial de uso frecuente. El objetivo del estudio fue determinar los efectos del CBD sobre los vasos sanguíneos. Los resultados de este estudio aportaron más información del impacto del CBD sobre el sistema endocannabinoide del cuerpo: los receptores endocannabinoides demostraron desempeñar un papel fundamental en la constricción y relajación de los vasos sanguíneos. En un vaso constreñido, la activación de los receptores CB1 con CBD provocó que los vasos se relajaran y se dilataran, disminuyendo así la tensión arterial.

En un artículo citado en 2012 en el *British Journal of Clinical Pharmacology*, las pruebas parecen demostrar que el CBD resulta beneficioso para el funcionamiento del sistema cardiovascular. El estudio con animales demostró que el CBD protege frente al daño vascular provocado por un ambiente rico en glucosa, inflamación y diabetes tipo 2; además también ayuda a la permeabilidad vascular (la capacidad de una pared de los vasos sanguíneos para permitir el flujo de pequeñas moléculas y de células) asociada con tales ambientes.

Modo de empleo: La dosis recomendada es de entre 3 y 30 mg diarios de CBD. Si estás tomando medicación para la tensión sanguínea, deberás consultar con tu médico antes de tomar CBD.

INFLAMACIÓN

La inflamación es el intento del sistema inmunitario de sanar el cuerpo después de una lesión, de defenderlo frente a invasores extraños como virus o bacterias y de reparar el tejido dañado. Durante este proceso, los glóbulos blancos del cuerpo son liberados al torrente sanguíneo y viajan hasta la zona afectada, donde atacarán (junto con las hormonas y los nutrientes) a los invasores dañinos e inician el proceso de curación.

La inflamación puede ser aguda o crónica, y se puede dar interna o externamente. La *inflamación aguda* es a corto plazo y se activa por lesiones tales como un corte en la piel, un esguince de tobillo, un golpe en un dedo o una infección vírica o bacteriana. El proceso inflamatorio implica un aumento del flujo sanguíneo en la zona afectada y a menudo produce hinchazón, calor, enrojecimiento y dolor. La *inflamación crónica* es a largo plazo. Puede ser la consecuencia de no eliminar la causa de una infección aguda o puede deberse a un irritante de baja intensidad persistente y no resuelto. A menudo, la inflamación crónica está causada por una respuesta autoinmune incorrecta que ataca el tejido sano porque lo confunde con tejido dañino. El asma, la artritis reumatoide y la colitis ulcerosa son sólo unos pocos de los centenares de trastornos autoinmunes, y prácticamente todos ellos incluyen la inflamación como uno de los síntomas. También se cree que la inflamación crónica contribuye en problemas tan graves como enfermedades cardiovasculares, derrames cerebrales y ciertos tipos de cáncer.

Síntomas

Los cinco síntomas más significativos de la inflamación aguda son dolor, enrojecimiento, inmovilidad (pérdida de la función articular), hinchazón y calor. En el caso de la inflamación crónica, los síntomas no son siempre tan aparentes. Por lo general, aparecen cuando se presenta la enfermedad o el problema de salud asociado. Algunos de los síntomas más comunes son:

- Depresión
- Dolor articular o muscular
- Dolor estomacal o gastrointestinal
- Fatiga

Desencadenantes

Normalmente como síntoma de una enfermedad o de una afección más general (a menudo en el intestino), la inflamación crónica puede desencadenarse por:

- Alergias, tanto alimentarias como ambientales
- Desequilibrios hormonales
- Dieta pobre (alimentos procesados, bollería, comida rápida)
- Estrés, tanto emocional como físico
- Obesidad
- Privación del sueño
- Problemas digestivos
- Toxinas ambientales (metales pesados)
- Trastornos autoinmunes

Tratamiento convencional/Efectos secundarios

Los síntomas de una infección aguda a menudo se tratan con medicamentos antiinflamatorios no esteroideos (AINE) de venta libre, como la aspirina o el ibuprofeno. De todos modos, estos medicamentos se asocian con una serie de posibles efectos secundarios, entre los que se incluyen mareos, dolor de estómago, zumbidos en los oídos, hipertensión arterial y aparición de úlceras estomacales.

Se pueden recetar corticosteroides como la prednisona para tratar una serie de enfermedades y afecciones inflamatorias. Tomados por vía oral, inyectados o aplicados por vía tópica, los corticosteroides pueden resultar efectivos, pero también conllevan el riesgo de efectos secundarios graves. Entre los más comunes se encuentran hipertensión, edema (retención de líquidos), osteoporosis, cataratas, aumento de peso y problemas de memoria.

CBD y aceite de cáñamo

La investigación llevada a cabo indica que los aceites de cáñamo y de CBD pueden ser efectivos para tratar problemas inflamatorios sin los efectos secundarios graves y las complicaciones de salud asociadas con los tratamientos convencionales. El alto contenido en ácidos grasos omega-3 que tiene el aceite de cáñamo es uno de los motivos de esta efectividad. Los ácidos grasos omega-3 frenan y bloquean las enzimas productoras de prostaglandinas, causantes de la inflamación.

En un estudio publicado en 2006 en el *European Journal of Pharmacology* se proponía determinar el efecto del cannabidiol como tratamiento eficaz para combatir el dolor crónico inflamatorio y neuropático (del nervio) en ratas de laboratorio. Tras inducir dolor en los sujetos del estudio, se les administró dosis orales de CBD. Transcurridos siete días de tratamiento repetido, los sujetos mostraron una reducción del dolor y la inflamación. Los resultados indicaron que el CBD puede afectar indirectamente a los receptores cannabinoides del cerebro –CB1 y CB2– que ayudan a gestionar el dolor.

Modo de empleo: La dosis recomendada es de entre 3 y 45 mg. Combina ACBD y CBD con THC si toleras esta última sustancia. Nunca te automediques con THC. Asegúrate de que te controla un médico cualificado. Los concentrados y los bálsamos tópicos pueden resultar efectivos en caso de una afección inflamatoria de la piel. El aceite de semillas de cáñamo con omega-3 (ácidos alfa-linoleico, eicosapentaenoico y docosahexaenoico, estos dos últimos de origen marino) puede mejorar los beneficios.

INSOMNIO

Un trastorno común del sueño, el insomnio se caracteriza por la incapacidad de conciliar el sueño, permanecer dormido o volverse a dormir. De media, un adulto necesita entre siete y ocho horas de sueño por la noche, pero los insomnes duermen mucho menos. El insomnio a corto plazo (agudo) puede durar unos días o incluso unas pocas semanas, mientras que el insomnio a largo plazo (crónico) puede prolongarse durante meses o años. El insomnio se considera crónico si dura al menos tres noches a la semana durante un mes o más.

El sueño es un aspecto importante para una buena salud, tanto mental como física. Por lo general, las personas que sufren de insomnio no tienen un rendimiento óptimo en el trabajo o en la universidad; su tiempo de reacción durante la conducción y la realización de tareas se ve comprometido y tienen un mayor riesgo de sufrir enfermedades graves, como hipertensión arterial o enfermedades cardiovasculares.

Síntomas

Entre los síntomas comunes durante el día de las personas que padecen de insomnio se incluyen:

- Ansiedad
- Arrebatos emocionales
- Cambios de humor
- Cansancio
- Cefaleas
- Depresión
- Dificultad para concentrarse
- Falta de interés en actividades sociales

- Fatiga
- Irritabilidad
- Somnolencia

Desencadenantes

Un horario de sueño irregular o interrumpido es una causa común de insomnio y puede afectar a las personas que viajan con frecuencia o que trabajan alternando turnos diurnos y nocturnos. Otras causas probables pueden ser:

- Ambiente incómodo para dormir
- Ansiedad
- Cambios de entorno
- Consumo de sustancias excitantes, como alcohol, cafeína o nicotina
- Ciertas afecciones, como reflujo ácido o asma
- Comer tarde por la noche
- Dolor crónico
- Estrés
- Horarios irregulares
- Trastornos relacionados con el sueño, como apnea del sueño o síndrome de las piernas inquietas
- Uso de aparatos electrónicos justo antes de acostarse

Tratamiento convencional/Efectos secundarios

El tratamiento del insomnio puede ser tan sencillo como cambiar los hábitos de acostarse: ir a dormir antes o después de lo habitual, o apagar televisores y otros dispositivos electrónicos aproximadamente una hora antes de acostarse. Si el insomnio está causado por el estrés, pueden ser útiles las técnicas de relajación y de respiración profunda, así como el yoga. En algunos casos, se recomiendan fármacos de venta libre, como los antihistamínicos, aunque no están exentos de efectos secundarios. Aparte de somnolencia, los antihistamínicos pueden causar visión borrosa y sequedad de boca. Para casos más graves de insomnio, se pueden prescribir fármacos con receta (sedantes, tranquilizantes, medicamentos contra la ansiedad).

Dependiendo del tipo de medicamento y la dosis, las ayudas para dormir pueden acabar convirtiéndose en un hábito y son capaces de producir efectos secundarios graves. Entre éstos, se pueden incluir agitación extrema, cambios de personalidad, alucinaciones y síntomas de depresión, incluidos pensamientos suicidas. También es frecuente realizar una actividad mientras se está dormido –conducir, comer, hablar por teléfono– y no recordarla al despertarse. Los medicamentos recetados para dormir también pueden interactuar con otros medicamentos, vitaminas y suplementos herbales. Antes de tomar cualquier medicamento, debes asegurarte de analizar con tu médico los posibles efectos secundarios y las interacciones farmacológicas.

CBD y aceite de cáñamo
Como ayuda contra la ansiedad, el CBD puede ser efectivo para aliviar el estrés que causa el insomnio y regular los horarios de sueño. Según Project CBD –una organización sin ánimo de lucro cuya misión es proporcionar la información más actualizada y precisa sobre las propiedades medicinales del cannabidiol–, el CBD activa determinados receptores del cerebro, causando «un efecto de equilibrio que facilita un buen sueño nocturno».

Un estudio reciente publicado en el *Journal of Psychopharmacology* evaluó los efectos del CBD en el ciclo de sueño-vigilia en ratas de laboratorio. Los sujetos se distribuyeron en cuatro grupos; tres grupos recibieron inyecciones de CBD en dosis de 2,5 mg/kg, 10 mg/kg y 40 mg/kg, mientras que el cuarto grupo recibió placebo. Se registró el sueño de los sujetos durante cuatro días. Los primeros dos días fueron grabaciones de referencia. El tercer día (día de prueba), los sujetos recibieron inyecciones de CBD. El sueño también fue registrado el día siguiente de la prueba. El día de la prueba, los dos grupos que recibieron 10 mg/kg y 40 mg/kg de CBD mostraron un aumento significativo en el porcentaje total de sueño durante el período de luz diurna en comparación con el grupo placebo. El grupo que recibió 40 mg/kg también mostró un aumento en la latencia del sueño REM, con una disminución el día siguiente de la prueba. (La latencia del sueño es la cantidad de tiempo que lleva pasar de la vigilia al sueño. Una puntuación de latencia del sueño más baja indica privación del sueño). De este estudio, los investigadores concluyeron que la administración de CBD parece tener un efecto sobre el aumento del tiempo total de sueño latencia del sueño el día de la administración.

Un estudio de caso que apareció publicado en *The Permanente Journal* hacía referencia a una niña de diez años con trastorno de estrés postraumático. Después de vivir un acontecimiento traumático a los tres años, la niña fue descuidada en gran medida por sus padres y finalmente pasó a tutela de su abuela. Comenzó psicoterapia a los siete años. Junto con la baja autoestima y un abanico de problemas de comportamiento, sufría ansiedad y un sueño inquieto e interrumpido. Al principio los médicos le habían recetado una gran variedad de medicamentos, vitaminas y suplementos por diversos problemas. A los diez años, le prescribieron aceite de CBD para tratar el insomnio y reducir la ansiedad. Se le administró una dosis de 25 mg al acostarse y un aerosol sublingual (de 6 a 12 mg) durante el día, dependiendo de la ansiedad. Experimentó un aumento gradual tanto en la cantidad como en la calidad del sueño, así como una disminución notable de la ansiedad. Transcurridos cinco meses, la niña dormía prácticamente todas las noches, sin experimentar los efectos secundarios atribuibles al aceite de CBD.

Modo de empleo: Se recomienda tomar entre 3 y 30 mg al acostarse.

INTESTINO IRRITABLE, SÍNDROME DEL

Se estima que unos 35 millones de estadounidenses sufren el síndrome del intestino irritable, una afección gastrointestinal crónica en la que los intestinos no funcionan de manera correcta. Normalmente, las heces se mueven a través de los intestinos y se eliminan del cuerpo gracias a las contracciones musculares rítmicas de los intestinos. Con el síndrome del intestino irritable, las contracciones son irregulares y erráticas, bien sean demasiado fuertes o, por el contrario, demasiado ligeras. Esto tiene como consecuencia una serie de síntomas incómodos, a menudo casos graves, que suelen incluir dolor abdominal, calambres, hinchazón y diarrea o estreñimiento. En muchos casos, el tracto gastrointestinal es sensible a ciertas influencias dietéticas, lo que complica aún más el problema. A diferencia de la enfermedad de Crohn y la colitis ulcerosa, que son enfermedades inflamatorias intestinales graves, el síndrome del intestino irritable se considera un problema funcional de los intestinos.

No existe una prueba específica para diagnosticar el síndrome del intestino irritable. Por lo general, la afección se diagnostica al descartar problemas más graves, como diverticulitis, colitis ulcerosa y cáncer colorrectal, que pueden producir síntomas similares a los del síndrome del intestino irritable. Su diagnóstico también se basa en la duración y la frecuencia de los síntomas, que ocurren al menos tres veces al mes durante al menos seis meses.

Síntomas

Los signos y los síntomas del síndrome del intestino irritable, así como su gravedad, variarán. Normalmente, aparecen después de comer, e incluyen:

- Calambres abdominales
- Diarrea o estreñimiento
- Dolor abdominal
- Gases
- Hinchazón
- Movimientos intestinales dolorosos
- Mucosidad en las heces
- Náuseas
- Pérdida de apetito

Desencadenantes

Aunque se desconoce la causa de esta afección, se sabe que los siguientes factores desencadenan o empeoran los ataques:

- Ansiedad
- Bebidas carbonatadas, alcohólicas o con cafeína
- Edulcorantes artificiales
- Estrés
- Intolerancia a la lactosa

- Sensibilidad a los alimentos (a menudo al gluten)
- Superpoblación de bacterias

Tratamiento convencional/Efectos secundarios

Las modificaciones dietéticas suelen ser la primera recomendación para las personas con síndrome del intestino irritable. Evitar los alimentos desencadenantes y mantener una dieta rica en fibra basada en vegetales y cereales integrales puede ayudar a reducir o a prevenir un brote de síndrome del intestino irritable. Si el problema persiste, se pueden prescribir ciertos fármacos. El médico puede recetar un antidiarreico como loperimida (Imodium®), que ralentiza el movimiento intestinal, lo que permite más tiempo para la reabsorción de agua de las heces. Este tipo de fármaco no reduce el dolor ni la hinchazón asociados a la diarrea, y puede provocar mareos, sequedad de boca y fatiga. En algunos casos, puede provocar un estreñimiento grave, náuseas y latidos cardíacos irregulares. Para ayudar a prevenir los espasmos intestinales, se pueden recetar fármacos como diciclomina (Bentyl®) o hiosciamina (Levsin®); sin, embargo, deben tomarse con precaución ya que pueden dificultar la micción y empeorar el estreñimiento. Para aquellas personas con estreñimiento, un laxante puede ayudar a tratar los síntomas, pero no necesariamente el dolor.

CBD y aceite de cáñamo

Además de producir un efecto calmante en los pacientes, el CBD funciona como un potente antiespasmódico que ayuda a aliviar el dolor asociado con el síndrome del intestino irritable. Investigaciones recientes han demostrado que los cannabinoides desempeñan un papel crucial en el control de la inflamación y la motilidad gastrointestinal. Según un resumen que apareció en la *European Review for Medical and Pharmacological Sciences*, «sistemáticamente, los estudios *in vivo* han demostrado que los cannabinoides reducen el tránsito gastrointestinal en roedores a través de la activación de los receptores CB1 [...]. Los cannabinoides también reducen la motilidad gastrointestinal en ensayos clínicos aleatorios».

Muchas personas con síndrome del intestino irritable sufren de ansiedad y depresión. Si bien se ha demostrado que el componente psicoactivo (THC) de la planta del cannabis eleva el ánimo, un estudio llevado a cabo en 2016 mostró los mismos resultados con el CBD, el componente no psicoactivo de la planta. Minutos después de que los roedores del estudio recibieran una dosis única de CBD, mostraron signos de reducción del comportamiento antisocial y ansioso que presentaban.

Un artículo publicado en la edición de mayo de 2013 de la revista *Phytotherapy Research* mencionaba el CBD como «un fármaco prometedor para la terapia de enfermedades inflamatorias intestinales». El CBD se publicita continuamente por sus propiedades antiinflamatorias y muestra un gran potencial como tratamiento para el síndrome del intestino irritable y otras alteraciones intestinales.

Modo de empleo: Se recomienda tomar entre 10 y 15 mg al día. Se ha publicado que también son efectivos 15 mg de cápsulas de gel blandas Gold. El THC puede ser útil si el paciente puede tolerarlo y se toma bajo supervisión médica. Es probable que un exceso de aceites no sea bien tolerado, por lo hay que buscar ácidos grasos omega-3 eicosapentaenoico y docosahexaenoico para reforzar el sistema endocannabinoide y la respuesta inflamatoria.

MENOPAUSIA

Véase HORMONAL, DESEQUILIBRIO

MIGRAÑA

Véase CEFALEA

NÁUSEAS Y VÓMITOS

Si bien las náuseas se desencadenan normalmente por una «gripe estomacal», pueden ser un síntoma de una serie de afecciones y enfermedades graves. El CBD activa indirectamente el receptor CB1 y otras dianas del sistema endocannabinoide, regulando así los vómitos y los síntomas similares a las náuseas que se dan en un gran abanico de dolencias. La investigación ha demostrado que es un tratamiento antiemético (contra náuseas y vómitos) efectivo y con menos efectos secundarios que muchos medicamentos.

Aunque los defensores del CBD esperan que el aceite de cáñamo rico en CBD se convierta pronto en un tratamiento ampliamente aceptado para las enfermedades y las afecciones que provocan náuseas y vómitos, resulta crucial que el enfermo no se automedique sin un diagnóstico preciso y determinar la causa de las náuseas y los vómitos.

Modo de empleo: La FDA aprobó los fármacos cannabinoides de la década de 1980 para las náuseas y los vómitos: extractos o suplementos dietéticos ingeribles de vida media más larga y mayor alivio. El ACBD puede ofrecer una alternativa para aquellos pacientes que no pueden tolerar el THC, mientras que otros autores afirman que el CBD es más efectivo. Debido a la gran concentración de receptores de serotonina que hay en el intestino, un exceso de ACBD puede causar náuseas. Se trata de un ajuste fino, por lo que debes proceder lentamente. La dosis recomendada es de entre 3 y 30 mg de ACBD o de CBD diarios. Consulta con tu médico.

OCULARES, TRASTORNOS

Véase DEGENERACIÓN MACULAR RELACIONADA CON LA EDAD; GLAUCOMA

OPIÁCEOS, ADICCIÓN A LOS

Actualmente, la adicción a los opiáceos es un grave problema en Estados Unidos. Los opiáceos incluyen una gran variedad de drogas, que van desde fármacos legales tales como el fentanilo, la codeína y la morfina, hasta drogas ilegales tales como la heroína y el opio. Tras un período de tiempo, las personas se vuelven físicamente dependientes de estas drogas. Esta adicción puede darse tanto si los fármacos son prescritos por un médico como si se usan ilegalmente.

Síntomas

Si una persona sigue consumiendo opiáceos aun cuando es consciente de que conlleva consecuencias negativas, es una indicación de una adicción a los opiáceos. Algunos signos físicos de esta adicción son:

- Cambios de humor
- Confusión marcada
- Elación
- Estreñimiento

- Euforia
- Miosis (pupilas contraídas)
- Pérdida de consciencia
- Somnolencia/sedación marcada

Desencadenantes

Lo que puede desencadenar el uso de drogas para una persona puede ser diferente para otra. Sin embargo, los siguientes son desencadenantes comunes a la mayoría de las personas:

- Ansiedad
- Depresión
- Dolor crónico
- Enfermedad crónica
- Estrés
- Frustración
- Rechazo

Tratamiento convencional/Efectos secundarios

En la actualidad hay fármacos para tratar la adicción a los opiáceos. Se clasifican como *agonistas* y *agonistas parciales,* que actúan como opiáceos, aunque son más seguros y menos adictivos, y *antagonistas,* que bloquean los efectos adictivos de los opiáceos. Sin embargo, estas sustancias no están libres de efectos secundarios. Los agonistas, como la metadona, el bitartrato de hidrocodona y el hidrocloruro de oxicodona, pueden tener efectos secundarios similares a los de la heroína y pueden desencadenar depresión respiratoria. La buprenorfina, un agonista parcial, puede provocar náuseas y estreñimiento. La maltrexona, un antagonista, puede bloquear el alivio del dolor si se está utilizando medicación opiácea para tratar el dolor.

CBD y aceite de cáñamo

La investigación ha demostrado que el CBD tiene «un potencial de abuso muy bajo e inhibe la conducta de búsqueda de droga». En un estudio con animales, los investigadores encontraron que los efectos del CBD duraron hasta dos semanas después de su administración, mientras que la metadona debía administrarse diariamente para ser efectiva. En el estudio también se mencionaba el potencial del CBD sobre la disminución de la adicción a los opiáceos «al reducir su efecto general sobre el sistema nervioso central».

En 2017, se produjeron 91 muertes al día en Estados Unidos. El CBD es una planta, no una sustancia hecha por el hombre. No es adictivo y tiene pocos efectos secundarios a las dosis recomendadas. Como se indica en un informe de 2015 de Partnership for Drug-Free Kids,[17] «en Massachusetts hay centenares de personas que reciben tratamiento con fármacos para controlar su adicción a los opioides. Ha habido tantas muertes relacionadas con los opiáceos en el estado que los médicos están poniendo a los pacientes en contacto con el cannabis no adictivo [CBD] tanto como pueden para evitar que se produzcan más muertes».

---

17. Organización sin ánimo de lucro con sede en la ciudad de Nueva York que realiza campañas para prevenir el abuso de drogas y alcohol entre los adolescentes estadounidenses. Fundada en 1985, en plena epidemia del *crack*, la organización recibe apoyo de científicos, especialistas en comunicación e investigadores, entre otros, y ofrece recursos para padres y adolescentes en su sitio web. Si bien ha centrado la publicidad de prevención de drogas en medios de difusión como la televisión, en los últimos años está derivando el enfoque a canales emergentes como el vídeo bajo demanda, la tecnología digital y, especialmente, Internet. *(N. del T.)*

El doctor Dustin Sulak, fundador y director de Integr8 Health,[18] afirma: «Además de mantener a las personas en tratamiento, sustituyendo y reduciendo el consumo de opioides, mejorando el alivio del dolor que brindan los opioides y evitando el aumento de la dosis de opioides por la tolerancia a éstos, el cannabis también puede tratar los síntomas de abstinencia de los opioides: náuseas, vómitos, diarrea, calambres abdominales, espasmos musculares, ansiedad, agitación, inquietud, insomnio y otros síntomas menores, como secreción nasal y sudoración».

Modo de empleo: La dosis recomendada es de 15 a 45 mg varias veces al día. En casos muy difíciles, el THC también puede ser útil para aquellos pacientes que pueden tolerarlo. Consulta con el profesional sanitario antes de utilizar THC.

El ACBD, el CBD, el THC y otros cannabinoides representan un nuevo grupo de agentes naturales contra la adicción. Actualmente el CBD se está desarrollando como un fármaco para tratar la adicción al tabaco sin humo. Los hallazgos iniciales son notables y en un futuro más o menos próximo se debe considerar el uso de estos extractos y moléculas de señalización de origen vegetal a la hora de abordar múltiples formas de adicción.

PÁNICO, ATAQUE DE

Véase ANSIEDAD, TRASTORNOS DE

---

18. Clínica de atención médica especializada en cannabis medicinal y medicina integral. Ofrece tratamientos compasivos y efectivos a pacientes con afecciones que no han respondido a la terapia convencional. *(N. del T.)*

Véase ECZEMA

PREMENSTRUAL, SÍNDROME

Si eres mujer, es muy probable que hayas experimentado el síndrome premenstrual al menos una vez en la vida. Se caracteriza por una serie de síntomas que suelen aparecer una o dos semanas antes de la menstruación. Aunque no es una enfermedad en sí, el síndrome premenstrual puede ser una experiencia dolorosa y desagradable. Los síntomas pueden durar desde uno o dos días hasta una semana.

Los síntomas que parecen ser un síndrome premenstrual grave pueden ser indicativos de otro problema, como la endometriosis. Otra forma más grave del síndrome premenstrual es el trastorno disfórico premenstrual. Si experimentas síntomas intensos similares al síndrome premenstrual, es mejor que hables con tu ginecólogo para determinar si estos síntomas son parte de otro problema.

Síntomas

Los incluyen sobre todo cambios en el estado de ánimo, aunque se observan algunos cambios físicos. Se han relacionado más de doscientos síntomas con el síndrome premenstrual. Entre los síntomas generales se incluyen:

- Acné
- Ansiedad
- Antojos de comida
- Calambres abdominales

- Cambios de humor
- Cambios en la libido
- Cefaleas
- Depresión
- Dolor lumbar
- Fatiga
- Hinchazón
- Irritabilidad

Desencadenantes

Se desconoce la causa exacta del síndrome premenstrual, aunque es probable que se deba a cambios hormonales que ocurren durante el ciclo menstrual. Los síntomas pueden empeorar, pero no estar causados, por una dieta deficiente o un trastorno del estado de ánimo preexistente, como el trastorno de depresión mayor. Otros factores de riesgo son:

- Antecedentes familiares de depresión
- Edad: las mujeres de entre 20 y 40 años tienen más probabilidades de experimentar síntomas
- Estrés importante
- Tener al menos un hijo

Tratamiento convencional / Efectos secundarios

No hay una «panacea» para el síndrome premenstrual, pero se utilizan muchos tratamientos con resultados variables. Los cambios en el estilo de vida –como seguir una dieta rica en vitaminas y minerales y baja en sodio, y hacer ejercicio– pueden ayudar a reducir la hinchazón y mejorar el estado de ánimo. Específicamente, los alimentos ricos en triptófano, como el pavo, la leche y los plátanos, pueden ser beneficiosos, porque el triptófano ayuda a crear la hormona serotonina. Los niveles de serotonina disminuyen durante el síndrome premenstrual. Para los casos más graves a veces se utilizan fármacos que interactúan con las hormonas. Por ejemplo, las píldoras anticonceptivas pueden reducir los síntomas en algunas mujeres, pero pueden causarlos en otras. Los medicamentos antidepresivos pueden usarse a intervalos para tratar los síntomas a medida que surgen, aunque puede no ser tan efectivo y puede provocar la aparición de efectos secundarios.

El Midol® (naproxeno), un medicamento de venta libre para tratar específicamente los síntomas del síndrome premenstrual (en especial los calambres), es muy popular. Otros medicamentos de venta libre que se emplean para tratar el dolor y los calambres son la aspirina y el ibuprofeno. Entre los remedios caseros, se pueden citar el uso de una almohadilla térmica para reducir los calambres y el dolor; aceites esenciales, como la lavanda, para reducir el estrés, y suplementos con calcio, magnesio y vitaminas B6 y D.

CBD y aceite de cáñamo

El CBD puede ser útil para tratar el síndrome premenstrual. En un artículo para el sitio web Goop,[19] la doctora Julie Ho-

---

19. Empresa estadounidense de salud natural, propiedad de la actriz Gwyneth Paltrow. Fundada como una «marca de estilo de vida» por la propia Paltrow en septiembre de 2008 como un boletín semanal electrónico que brinda consejos sobre la nueva era del estilo «vigila tus pensamientos», «elimina las comidas blancas» o «nutre tu aspecto interior». Posteriormente se añadió un sitio web sobre estilo de vida y se expandió al comercio electrónico, colaborando con marcas de moda, lanzando tiendas emergentes, celebrando una «cumbre de bienestar» y lanzando una revista impresa, un podcast y una docuserie para Netflix. *(N. del T.)*

lland describió cómo podría beneficiar el CBD a las mujeres que luchan contra el síndrome premenstrual. El CBD tiene propiedades antiinflamatorias, ansiolíticas y relajantes musculares. Para ejercer estos efectos, el CBD interactúa con las moléculas del sistema endocannabinoide responsables del control del estrés y del dolor. El sistema endocannabinoide está formado por moléculas similares al cannabis que ayudan a reducir el estrés y el dolor. La más importante de estas moléculas —la anandamida— mantiene el equilibrio de los sistemas hormonal y nervioso; según la doctora Holland, un nivel más elevado de anandamida se relaciona con un mejor control del estrés. El consumo de CBD activa este sistema endocannabinoide para ayudar a que el cuerpo vuelva a un estado de homeostasis.

La investigación centrada en los síntomas del síndrome premenstrual y los cannabinoides ha descubierto que el CBD «relaja la mente y el cuerpo» y «elimina el dolor y las cefaleas». Además, los ácidos grasos omega-6 y omega-3 presentes en el aceite de semillas de cáñamo son grasas esenciales que ayudan a regular los niveles de azúcar en la sangre, «fluctuaciones relacionadas con el síndrome premenstrual».

Modo de empleo: La dosis diaria recomendada es de entre 3 y 30 mg de CBD o una preparación balsámica tópica rica en ACBD. Consulta con tu médico de cabecera. Los extractos crudos de cáñamo con ACBD también pueden ser efectivos. El aceite de semillas de cáñamo con omega-3 (ácidos alfa-linoleico, eicosapentaenoico y docosahexaenoico, estos dos últimos de origen marino) puede mejorar los beneficios.

Véase ANSIEDAD, TRASTORNOS DE

QUIMIOTERAPIA, EFECTOS SECUNDARIOS DE LA

Véase CÁNCER

SUEÑO, TRASTORNOS DEL

Véase INSOMNIO

TDAH

Véase DÉFICIT DE ATENCIÓN CON HIPERACTIVIDAD, TRASTORNO POR

TIROIDES, TRASTORNO DE LA

Véase HORMONAL, DESEQUILIBRIO

TROMBOSIS

Véase COÁGULO SANGUÍNEO

VÓMITOS

Véase NÁUSEAS

Recursos

A diferencia de los centros de recursos para obtener información sobre la marihuana, los recursos para informarse sobre el cáñamo y los productos derivados del aceite de cáñamo son bastante limitados. Muchos de los sitios web relacionados con el cáñamo están pensados para vender productos en lugar de centrarse en la investigación que se lleva a cabo sobre el cáñamo. Hemos tratado de evitar incluir recursos que venden productos relacionados con el cáñamo. Ten en cuenta que toda la información que se ofrece a continuación puede estar sujeta a cambios; por lo tanto, es importante que te pongas en contacto con estos centros antes de concertar una visita.

TERAPIA CON CANNABINOIDES
CANNIBINOID THERAPY
CBD Resource Center

Punto de referencia para estudios recientes, pruebas o simplemente recursos generales con respecto a la investigación sobre el CBD y ciertas afecciones.
https://blog.nectarleaf.com/cbd-resource-center/
1-415-935-1424

GUÍA DE RECURSOS SOBRE EL ACEITE DE CÁÑAMO
Healthy Hemp Oil LTD

Un recurso que proporciona información básica que deberías saber sobre el uso y la compra de cannabidiol, incluyendo los beneficios, la investigación actual, el estatus legal y la historia de dicha sustancia.
Office 3 Unit R
Penfold Works
Imperial Way
Watford, Hertfordshire, Reino Unido, WD24 4YY
https://healthyhempoil.com/cannabidiol/
1-844-HEMPOIL (436-7645)

Hemp Business Journal

Revista que proporciona noticias e información centradas sobre todo en el negocio del cultivo y la venta de cáñamo industrial y de productos de cáñamo en Estados Unidos. Además, cubre las noticias científicas y políticas que afectan a la industria del cáñamo.

550 Larimer Street
Suite 123
Denver, Colorado 80202
www.hempbizjournal.com

Hemp Resource Center

Centro de recursos que aporta documentación, vídeos y testimonios que ayudan a obtener un mejor conocimiento del cáñamo y de cómo utilizar los productos de cáñamo.
www.hempresourcecenter.org
1-760-689-2151

Hemphasis

Página web que cubre todos los aspectos del cáñamo, incluyendo la historia, la política, la ciencia, los productos y la investigación.
www.hemphasis.net/Environment/environment.htm

Medical Jane

Página web que ofrece educación gratuita sobre el cannabis medicinal y recursos para pacientes con alguna dolencia. Proporciona una guía paso a paso para que el paciente encuentre la dosis y el método de administración más adecuados.
www.medicaljane.com

Rick Simpson's Medicinal Hemp Oil
Cómo preparar el aceite de cáñamo medicinal de Rick Simpson de manera segura.
www.youtube.com/watch?v=KZXGH6mYr3Y

PÁGINAS WEB DEL GOBIERNO DE ESTADOS UNIDOS QUE EXPLICAN LAS NORMAS SOBRE EL CÁÑAMO

Película sobre el cáñamo del Gobierno de Estados Unidos
Hemp for Victory **(1942).** La película original producida y dirigida por el Gobierno Federal durante la segunda guerra mundial para incentivar a los agricultores a que cultivaran cáñamo en Estados Unidos. Poco después de terminar la guerra, el Gobierno retiró la película de sus archivos y borró todos los registros oficiales que indicaban que la había producido.
www.globalhemp.com/1942/01/hemp-for-victory.html

Normas estatales sobre el cáñamo industrial
La Conferencia Nacional de Legislaturas Estatales (NCSL, por sus siglas en inglés) es una organización no gubernamental que promueve leyes y políticas sobre el cáñamo industrial como producto agrícola.
www.ncsl.org/research/agriculture-and-rural-development/state-industrial-hemp-statutes.aspx

Administración para el Control de Drogas de Estados Unidos (DEA)
La DEA proporciona comunicados de prensa y aclara el estado legal del cáñamo y sus productos. La DEA tiene 221 oficinas nacionales en 21 divisiones de Estados Unidos.
www.dea.gov/press-releases

Referencias

PRIMERA PARTE. CONOCIMIENTOS BÁSICOS DEL ACEITE DE CÁÑAMO Y EL CBD

CAPÍTULO 1. HISTORIA DEL CÁÑAMO

Mathre, M. L.: *Cannabis in Medical Practice: A Legal, Historical and Pharmacological Overview of the Therapeutic Use of Marijuana*. McFarland & Company, Jefferson, 1997. (Michael Aldrich escribió el capítulo 3; la información que aporto procede de la página 35).

Cary, E. H.: «Report of committee on legislative activities». *JAMA*, vol. 108, 1937, 2214-2215.

Patente sobre cannabinoides de Axelrod y Hampson

http://patft.uspto.gov/netacgi/nph-Parser?Sect1=PTO1&Sect 2=HITOFF&d=PALL&p=1&u=%2Fnetahtml%2FPTO%2 Fsrchnum.htm&r=1&f=G&l=50&s1=6630507.PN.&OS=P N/6630507&RS=PN/6630507/

https://bengreenfieldfitness.com/2015/06/how-to-use-cbd-oil/

www.cancer.gov/about-cancer/treatment/cam/patient/cannabis-pdq#section/all

www.cannalawblog.com/think-you-are-selling-legal-cbd-oil-dea-says-think-again

Creación del suplemento de CBD Charlotte's Web (aceite de Charlotte)

www.thekindpen.com/a-brief-history-of-medicinal-cbd-oil
www.csdp.org/publicservice/anslinger.htm

Diferencia entre el aceite de cáñamo y el aceite de CBD

www.chronictherapy.co/hemp-oil-vs-cbd-oil-whats-the-difference-2

Diferencia entre las estructuras del CBD y del THC

https://cbdoilreview.org/cbd-cannabidiol/thc-cbd/
http://druglibrary.org/schaffer/hemp/history/first12000/3.htm/
HERER, J.: *The Emperor Wears No Clothes*. Ah Ha Publishing Company, Austin, 1985. (Trad. cast.: *El emperador está desnudo*. Editorial Castellarte, Águilas, 2002).
www.mit.edu/~thistle/v13/2/history.html

Convulsión e investigación con Epidiolex®

http://dev-gwpharma.pantheonsite.io/about-us/news/gw-pharmaceuticals-announces-second-positive-phase-3-pivotal-trial-epidiolex/
http://extract.suntimes.com/news/10/153/15944/fda-issues-warning-letters-to-cannabis-cbd-companies/
www.federalregister.gov/documents/2016/12/14/ 2016-29941/establishment-of-a-new-drug-code-for-marihuana-extract

Historia de GW Pharmaceuticals

www.gwpharm.com/about/history

NATIONAL ACADEMIES OF SCIENCES, ENGINEERING AND MEDICINE: *The Health Effects of Cannabis and Cannabinoids: The Current State of Evidence and Recommendations.* The National Academies Press, Washington, 2017.

www.hort.purdue.edu/newcrop/ncnu02/v5-284.html

Descubrimientos de Mechoulam sobre el CBD

www.projectcbd.org/sites/projectcbd/files/downloads/mechoulam-iacm-07.pdf

www.mountvernon.org/education/primary-sources-2/article/george-washington-letter-to-james-gildart

www.mountvernon.org/george-washington/the-man-the-myth/george-washington-grew-hemp

www.ncbi.nlm.nih.gov/pubmed/23278122

www.ncsl.org/research/agriculture-and-rural-development/state-industrial-hemp-statutes.aspx

www.pbs.org/wgbh/pages/frontline/shows/dope/interviews/musto.html

www.pbs.org/wgbh/pages/frontline/shows/dope/etc/cron.html

www.politico.com/magazine/story/2015/01/drug-war-the-hunting-of-billie-holiday-114298?o=0

HARI, J.: *Chasing The Scream: The First and Last Days of the War on Drugs.* Bloomsbury Publishing, Londres, 2015. (Trad. cast.: *Tras el grito. Un relato revolucionario y sorprendente sobre la verdadera historia de la guerra contra las drogas.* Ediciones Paidós Ibérica, Barcelona, 2015).

Artículo de Roger Adams sobre el aislamiento del CBD
http://chemistry.mdma.ch/hiveboard/rhodium/pdf/cannabi-
diol.structure.pdf/
www.smithsonianmag.com/history/uncovering-the-truth-be-
hind-the-myth-of-pancho-villa-movie-star-110349996/

Estructura del CBD
https://pubchem.ncbi.nlm.nih.gov/compound/cannabidiol
#section=Top/

Estructura del THC
https://pubchem.ncbi.nlm.nih.gov/compound/16078#
section=Top/
www.ukcia.org/research/potnight/pn4.htm
1619 Virginia Assembly Law (Ley de 1619 de la Asamblea de
Virginia):   http://oll.libertyfund.org/pages/1619-laws-enac-
ted-by-the-first-general-assembly-of-virginia/
https://en.wikipedia.org/wiki/Harry_J._Anslinger#The_cam-
paign_against_marijuana_1930.E2.80.931937/

CAPÍTULO 2. LA CIENCIA DEL CBD
Estudio en animales con CBD y 5-HT1A
www.ncbi.nlm.nih.gov/pubmed/24923339
Receptores de cannabinoides: qué son y qué hacen
www.ncbi.nlm.nih.gov/pmc/articles/PMC2931548
http://onlinelibrary.wiley.com/doi/10.1111/j.1365-2826.
2008.01671.x/full/

CBD y GABA
www.ncbi.nlm.nih.gov/pubmed/28249817

CBD y TRPV-1
www.ncbi.nlm.nih.gov/pmc/articles/PMC1575333

CBD y cúrcuma
https://bengreenfieldfitness.com/2015/06/how-to-use-cbd-oil/

Interacciones del CBD con enzimas
www.projectcbd.org/article/cbd-drug-interactions-role-cyto-chrome-p450

Temas de debate de la DEA con el Congreso
www.naihc.org/member-links/323-us-drug-enforcement-ad-ministration-dea-hemp-talking-points
https://elixinol.com/blog/how-does-cannabidiol-cbd-work/

The Emperor Wears No Clothes (*El emperador está desnudo*), **de Jack Herer**
http://jackherer.com.s216995.gridserver.com/emperor-3/

Explicación de cómo funciona el CBD sobre diferentes receptores: receptor CB1
www.beyondthc.com/wp-content/uploads/2012/07/CB-Diary21.pdf

United States Farm Bill (Ley Agrícola de Estados Unidos)
www.votehemp.com/2014_farm_bill_section_7606.html

GPR55 y CBD y osteoclastos
www.ncbi.nlm.nih.gov/pmc/articles/PMC2737440

The Health Effects of Cannabis and Cannabinoids (Los efectos sobre la salud del cannabis y de los cannabinoides) NATIONAL ACADEMIES OF SCIENCES, ENGINEERING AND MEDICINE: *The Health Effects of Cannabis and Cannabinoids: The Current State of Evidence and Recommendations.* The National Academies Press, Washington, 2017.

Beneficios de las semillas de cáñamo/grossamida
www.ncbi.nlm.nih.gov/pubmed/28224333?dopt=Abstract

Cáñamo frente a marihuana
http://sites.miis.edu/thinkhempythoughts/hemp-vs-marijuana/
www.legvi.org/CommiteeMeetings/31st%20Legislature%20
Committees/COMMITTEE%20OF%20RULES%20&
%20JUDICIARY/2016/February%2017th/Bill%20No.%20
31-0100/Difference%20between%20Hemp%20and%
20Marijuana.pdf

Cómo actúa el cannabidiol en el cuerpo (con referencias): analiza los receptores de cannabinoides en el cuerpo
www.medicinalgenomics.com/wp-content/uploads/2013/01/
Bergamaschi_2011.pdf
www.nateralife.com/blog/lifestyle/omega-truth-hemp-vs-fish-oil
www.projectcbd.org/how-cbd-works

Seguridad del CBD
www.safeaccessnow.org
Encontrarás una explicación sencilla del sistema endocannabinoide y de los receptores celulares en http://herb.co/2016/07/
28/endocannabinoid-system-dummies/

¿Qué son los receptores cannabinoides?
www.massroots.com/learn/what-are-cannabinoid-receptors

CAPÍTULO 3. ESTATUS LEGAL DEL CÁÑAMO Y DEL ACEITE DE CBD

MEAD, A.: «The legal status of cannabis (marijuana) and cannabidiol (CBD) under U.S. law». *Epilepsy and Behavior*, vol. 70, 2017, 288-291.
Efecto del CBD en la adicción
www.ncbi.nlm.nih.gov/pmc/articles/PMC4444130

Conclusiones del Comité LaGuardia
www.druglibrary.net/schaffer/Library/studies/lag/conc1.htm

Clasificación de drogas
www.dea.gov/druginfo/ds.shtml
www.federalregister.gov/documents/2016/08/12/2016-19146/statement-of-principles-on-industrial-hemp
www.federalregister.gov/documents/2016/12/14/2016-29941/establishment-of-a-new-drug-code-for-marihuana-extract
www.forbes.com/sites/daviddisalvo/2016/12/31/states-with-medical-marijuana-laws-have-fewer-traffic-fatalities-but-why-isnt-clear/#43691f5155c8

Ley sobre Estupefacientes (Harrison Narcotics Act)
www.druglibrary.org/schaffer/library/studies/cu/cu8.html

HIA FRENTE A DEA
www.rollingstone.com/culture/features/hemp-wars-inside-the-fight-for-federally-legal-cbd-w477379

Historia y resumen del cáñamo industrial
http://maui.hawaii.edu/hooulu/2016/01/15/industrial-hemp-a-history-and-overview-of-the-super-crop-and-its-trillion-dollar-future/

¿Cómo pasó a ser la marihuana ilegal por primera vez?
www.drugpolicy.org/blog/how-did-marijuana-become-illegal-first-place

Leary vs. United States
https://supreme.justia.com/cases/federal/us/395/6/

La marihuana frena la adicción a los opioides
www.nbcnews.com/health/health-news/legalized-marijuana-could-help-curb-opioid-epidemic-study-finds-n739301

Marihuana y crimen violento
www.ncbi.nlm.nih.gov/pmc/articles/PMC3966811
www.naihc.org/hemp_information/content/hemp.mj.html
www.projectcbd.org/article/sourcing-cbd-marijuana-industrial-hemp-vagaries-federal-law

Introducción en el Congreso de la Industrial Hemp Farming Act (Ley sobre el Cultivo de Cáñamo Industrial) con el apoyo de ambos partidos
www.votehemp.com/press_releases/congress-introduces-industrial-hemp-farming-act-with-bi-partisan-support

Obstáculos a la investigación
www.nytimes.com/2014/08/10/us/politics/medical-marijuana-research-hits-the-wall-of-federal-law.html

www.reuters.com/article/us-health-marijuana-traffic-death-idUSKBN14H1LQ

Leyes estatales sobre la marihuana
http://norml.org/laws/

Cronología de las leyes sobre la marihuana
www.pbs.org/wgbh/pages/frontline/shows/dope/etc/cron.html

Estudio sobre tráfico y marihuana
http://norml.org/news/2013/08/15/study-passage-of-medical-marijuana-laws-associated-with-reduced-incidences-of-alcohol-related-traffic-fatalities/

Transcripción de la película *Hemp for Victory*
www.globalhemp.com/1942/01/hemp-for-victory.html

La USDA y la DEA clarifican la ley agrícola
www.congress.gov/bill/114th-congress/senate-bill/134

CAPÍTULO 4. GUÍA PARA EL COMPRADOR DE ACEITE DE CÁÑAMO

MEAD, A.: *Epilepsy & Behavior*, noviembre de 2016; www.epilepsybehavior.com/article/S1525-5050(16)30585-6/pdf

Manual del usuario de CBD
www.projectcbd.org/guidance/cbd-users-manual

SEGUNDA PARTE. CURAR CON EL ACEITE DE CANNABIS
ALZHEIMER, ENFERMEDAD DE

CHENG, D.; SPIRO, A. S.; JENNER, A. M.; GARNER B. y KARL T. (2014): «Long-term cannabidiol treatment prevents the development of social recognition memory deficits in Alzheimer's disease transgenic mice», *Journal of Alzheimer's Disease*, vol. 42(4), pp. 1383-1396.

ELLISON, J.: «Possible Causes of Alzheimer's Disease». [Disponible en: www.brightfocus.org/alzheimers/article/possible-causes-alzheimers-disease].

NATIONAL ACADEMIES OF SCIENCES, ENGINEERING AND MEDICINE: *The Health Effects of Cannabis and Cannabinoids: The Current State of Evidence and Recommendations.* The National Academies Press, Washington, 2017.

«The Effects of Medical Marijuana on Alzheimer's Treatment», *Journal of Alzheimer's Disease*, 7 de diciembre de 2016. [Disponible en: www.alzheimers.net/6-15-15-effects-of-medical-marijuana-on-alzheimers].

www.alz.org/research/science/major_milestones_in_alzheimers.asp

https://healthyhempoil.com/alzheimers-cbd/

www.brightfocus.org/alzheimers/article/possible-causes-alzheimers-disease

www.greenmedinfo.com/blog/marijuana-compound-found-superior-drugs-alzheimers

http://health.facty.com/conditions/alzheimers/10-symptoms-of-alzheimer/10/

www.mayoclinic.org/diseases-conditions/alzheimers-disease/symptoms-causes/dxc-20167103

ANSIEDAD, TRASTORNOS DE

BLESSING, E. M.; STEENKAMP M. M.; MANZANARES J. y MARMAR, C. R. (2015): «Cannabidiol as a Potential Treatment for Anxiety Disorders», *Neurotherapeutics*, vol. 12(4), pp. 825-836.

GROHOL, J. «Anxiety Disorders». [Disponible en: https://psychcentral.com/disorders/anxiety].

NATIONAL ACADEMIES OF SCIENCES, ENGINEERING AND MEDICINE: *The Health Effects of Cannabis and Cannabinoids: The Current State of Evidence and Recommendations*. The National Academies Press, Washington, 2017.

KOSSEN, J. «How Cannabidiol (CBD) Works for Treating Anxiety». [Disponible en: www.leafly.com/news/health/cbd-for-treating-anxiety].

www.rxlist.com/anxiety_medications-page4/drugs-condition.htm

APETITO, PÉRDIDA DE

NATIONAL ACADEMIES OF SCIENCES, ENGINEERING AND MEDICINE: *The Health Effects of Cannabis and Cannabinoids: The Current State of Evidence and Recommendations*. The National Academies Press, Washington, 2017.

SIRCUS, M. *Healing With Medical Marijuana*. Square One Publishers: Garden City Park, New York, 2017.

https://cbdoilreview.org/cbd-cannabidiol/cbd-benefits/
www.ilovegrowingmarijuana.com/appetite/
www.medicinenet.com/appendicitis_quiz/quiz.htm

ARTRITIS

BUTTERFIELD, D. (2016): «Can Arthritis Pain & Inflammation Be Treated With Cannabis?», *The Cannabis Reporter*. [Disponible en: www.thecannabisreporter.com/can-arthritis-pain-inflammation-treated-cannabis/].

Sircus, M.: *Healing With Medical Marijuana*. Square One Publishers, New York, 2017.

SWC Team (2015): «Medical Cannabis Can Help Arthritis Patients».

[Disponible en: https://swcarizona.com/medical-cannabis-arthritis/].

http://blog.swcarizona.com/blog/author/swc-team/
http://thehempoilbenefits.com/cbd-oil-rheumatoid-arthritis/
www.medicalnewstoday.com/articles/7621.php

CÁNCER

Limebeer, C. L. y Parker, L. A. (1999): «Delta-9-tetrahydrocannabinol interferes with the establishment and the expression of conditioned rejection reactions produced by cyclophosphamide: a rat model of nausea», *Neuroreport*, vol. 10(19), pp. 3769-3772.

Mechoulam, R. y Hanus, L. (2001): «The cannabinoids: An overview. Therapeutic implications in vomiting and nausea after cancer chemotherapy, in appetite promotion, in multiple sclerosis and in neuroprotection», *Pain Research and Management*, vol. 6(2), pp. 67-73. [Disponible en: http://downloads.hindawi.com/journals/prm/2001/183057.pdf].

National Academies of Sciences, Engineering and Medicine: *The Health Effects of Cannabis and Cannabinoids: The Current State of Evidence and Recommendations*. The National Academies Press, Washington, 2017.

Ramer, R. y Hinz B. (2008): «Inhibition of Cancer Cell Invasion by Cannabinoids via Increased Expression of Tissue Inhibitor of Matrix Metalloproteinases-1», *Journal of the National Cancer Institute*, vol. 100(1), pp. 59-69.

Sircus, M. *Healing With Medical Marijuana*. Square One Publishers, Nueva York, 2017.

www.cancer.gov/about-cancer/understanding/what-is-cancer

https://en.wikipedia.org/wiki/Cancer#Causes

www.medicalmarijuanainc.com/chemotherapy-side-effects-medical-marijuana-research-overview/

www.cancercenter.com/terms/cancer-symptoms/

www.emedicinehealth.com/cancer_symptoms/page2_em.htm

CARDIOVASCULAR, ENFERMEDAD

Stanley, C. P.; Hind, W. H. y O'Sullivan, S. E. (2013): «Is the cardiovascular system a therapeutic target for cannabidiol?», *British Journal of Clinical Pharmacology*, vol. 75(2), pp. 313-322. [Disponible en: www.ncbi.nlm.nih.gov/pmc/articles/PMC3579247].

Tomc, S. y Leggatt, E. (2013): «The Essential Debate: The Balance Between Omega-6 and Omega-3», *Supplyside Insider*. [Disponible en: http://truemedicine.com.au/wp-content/uploads/EFAs.pdf].

http://ajpheart.physiology.org/content/293/6/H3602.long/

www.cdc.gov/dhdsp/data_statistics/fact_sheets/fs_heart_disease.htm

www.drugs.com/warfarin.html

www.mayoclinic.org/diseases-conditions/heart-disease/basics/definition/con-20034056

www.projectcbd.org/heart-disease

www.mayoclinic.org/diseases-conditions/high-blood-pressure/in-depth/ace-inhibitors/art-20047480?pg=2

https://medlineplus.gov/bloodthinners.html

http://undergroundhealthreporter.com/hempseed-oil-health-benefits-from-heart-disease-to-dementia-prevention/

www.webmd.com/heart-disease/common-medicine-heart-disease-patients#1

CEFALEA
www.health.com/health/gallery/0,,20484672,00.html#tension-headaches-1
www.mayoclinic.org/symptoms/headache/basics/definition/sym-20050800
www.webmd.com/migraines-headaches/news/.../migraine-drugs-effects-scare-many-away

COÁGULO SANGUÍNEO
GERBER, J. (2015): «Using Medical Marijuana with Blood thinners—What to Know», *Medical Marijuana Research*, 28 de junio.
www.mayoclinic.org/symptoms/blood-clots/basics/causes/sym-20050850
www.marijuanadoctors.com/blog/medical-marijuana-research/using-medical-marijuana-with-blood-thinners-what-to-know
www.healthline.com/health/how-to-tell-if-you-have-a-blood-clot#overview1
www.webmd.com/dvt/blood-clot-symptoms
www.stoptheclot.org/learn_more/blood_clot_treatment.htm
www.rxlist.com/heparin-side-effects-drug-center.htm

COLESTEROL ELEVADO
RIMMERMAN, N.; JUKNAT, A.; KOZELA, E. y LEVY, R. (2011): «The Non-Psychoactive Plant Cannabinoid, Cannabidiol Affects Cholesterol Metabolism-Related Genes in Microglial Cells», *Cellular and Molecular Neurobiology*, vol. 31(6),

pp. 921-930. [Disponible en: www.researchgate.net/publication/51089800_The_Non-Psychoactive_Plant_Cannabinoid_Cannabidiol_Affects_Cholesterol_Metabolism-Related_Genes_in_Microglial_Cells]

www.mayoclinic.org/diseases-conditions/high-blood-cholesterol/symptoms-causes/dxc-20181874

www.webmd.com/cholesterol-management/tc/high-cholesterol-overview#1

www.healthline.com/health/high-cholesterol-symptoms

www.mayoclinic.org/diseases-conditions/high-blood-cholesterol/symptoms-causes/dxc-20181874

www.livestrong.com/article/420062-cholesterol-control-with-hemp-oil

www.webmd.com/cholesterol-management/news/20140818/statins-side-effects-news#1

www.zliving.com/wellness/natural-remedies/9-health-benefits-of-hemp-oil-that-you-should-know-2467

COLITIS ULCEROSA

DE FILIPPIS, D.; ESPOSITO, G.; CIRILLO, C.; CIPRIANO, M.; DE WINTER, B. Y. y SCUDERI, C.; *et al.* (2011): «Cannabidiol Reduces Intestinal Inflammation through the Control of Neuroimmune Axis», *PLoS ONE*, vol. 6(12), e28159.

NATIONAL ACADEMIES OF SCIENCES, ENGINEERING AND MEDICINE: *The Health Effects of Cannabis and Cannabinoids: The Current State of Evidence and Recommendations.* The National Academies Press, Washington, 2017.

www.mayoclinic.org/diseases-conditions/ulcerative-colitis/basics/definition/CON-20043763

www.niddk.nih.gov/health-information/digestive-diseases/ulcerative-colitis

www.crohnsandcolitis.com/ulcerative-colitis/causes?cid=ppc_ppd_ggl_uc_da_ulcerative_colitis_causes_Exact_64Z186
www.mayoclinic.org/diseases-conditions/ulcerative-colitis/symptoms-causes/dxc-20342757
www.medicalnewstoday.com/articles/163772.php
www.webmd.com/ibd-crohns-disease/ulcerative-colitis/ulcerative-colitis-symptoms
www.badgut.org/information-centre/a-z-digestive-topics/medical-marijuana-and-ibd

CROHN, ENFERMEDAD DE

Butterfield, D. (2016): «Will Cannabis Help Send Crohn's Disease Into Remission?», 25 de octubre. [Disponible en: http://herb.co/2016/10/25/cannabis-crohns-disease-remission/].
www.mayoclinic.org/diseases-conditions/crohns-disease/basics/definition/CON-20032061
www.webmd.com/ibd-crohns-disease/crohns-disease/tc/crohns-disease-symptoms

DÉFICIT DE ATENCIÓN CON HIPERACTIVIDAD, TRASTORNO POR

Bearman, D. (2012): «Cannabis Efficacy in Treating ADD & ADHD». [Disponible en: http://inorml.com/blog/2012/08/05/cannabis-efficacy-in-treating-add-adhd-david-bearman-md/].
Brosious, E. G.: «Could this medical marijuana tincture become the new go-to ADHD treatment?». [Disponible en: https://archive.md/0w4HJ/].

DARBY, D.: «ADHD and CBD (How About the Hemp Option?». [Disponible en: www.hempforfitness.com/2016/02/01/adhd-and-cbd/].

GROHOL, J. (2017): «Causes of Adult Attention Deficit Hyperactivity Disorder (ADHD)».

https://psychcentral.com/disorders/adhd/causes-of-adult-attention-deficit-hyperactivity-disorder-adhd/

www.help4adhd.org/Understanding-ADHD/About-ADHD/Data-and-Statistics.aspx

http://intranet.tdmu.edu.ua/data/kafedra/internal/nervous_desease/classes_stud/en/med/lik/ptn/psihyatry/4/10%20Behavioral%20disorders%20which%20start%20in%20child.htm

http://pediatriccannabissupport.com/startingyourchildonmedicalmarijuana/

https://psychcentral.com/disorders/adhd/treatment-for-attention-deficit-hyperactivity-disorder-adhd/

DEGENERACIÓN MACULAR RELACIONADA CON LA EDAD

HADDRILL, M. «Macular Degeneration Treatment»

https://maculacenter.com/eye-procedures/avastin/

www.medicalmarijuana.com/medical-marijuana-treatments-cannabis-uses/md-and-cannabinoids/

https://unitedpatientsgroup.com/blog/2016/10/30/cannabis-macular-degeneration/

www.webmd.com/eye-health/macular-degeneration/age-related-macular-degeneration-symptoms

www.allaboutvision.com/conditions/amd-treatments.htm

DEPRESIÓN

BUTTERFIELD, D. (2016): «How Cannabis Treats Depression». [Disponible en: http://herb.co/2016/06/26/mind-4-cannabis-fights-depression].

NATIONAL ACADEMIES OF SCIENCES, ENGINEERING AND MEDICINE: *The Health Effects of Cannabis and Cannabinoids: The Current State of Evidence and Recommendations.* The National Academies Press, Washington, 2017.

www.depressiontoolkit.org/aboutyourdiagnosis/depression.asp

www.mentalhealth.fitness/learn-about-your-diagnosis/depression

www.nimh.nih.gov/health/topics/depression/index.shtml

https://healthyhempoil.com/cbd-depression/

www.livescience.com/34718-depression-treatment-psychotherapy-anti-depressants.html

https://psychcentral.com/disorders/depression/depression-treatment/3/

DIABETES

LEONTIS, L. M. y HESS-FISCHL, A. «Type 2 Diabetes Causes: Genetics and Lifestyle Choices Play a Role». [Disponible en: www.endocrineweb.com/conditions/type-2-diabetes/type-2-diabetes-causes].

«CBD compound in cannabis could treat diabetes, researchers suggest». [Disponible en: www.diabetes.co.uk/news/2015/Apr/cbd-compound-in-cannabis-could-treat-diabetes,-researchers-suggest-95335970.html].

https://sensiseeds.com/en/blog/top-5-benefits-cannabis-diabetes/

www.medicalnewstoday.com/info/diabetes

https://medlineplus.gov/diabetes.html
www.webmd.com/diabetes/ss/slideshow-insulin-resistance
www.diabetes.co.uk/features/diabetes-medication-side-effects.html
http://drsircus.com/diabetes/cannabidiol-and-magnesium-help-treats-diabetes/
http://idweeds.com/cbd-diabetes-treatment/

ECZEMA

http://finola.fi/wp-content/uploads/2017/10/FinolaOil-and-Atopy.pdf
www.naturalnews.com/036039_hemp_seeds_oil_EFAs.html
www.mayoclinic.org/diseases-conditions/eczema/basics/symptoms/con-20032073
www.huffingtonpost.com/maria-rodale/9-ways-to-use-hemp-oil-in_b_10145990.html
www.webmd.com/skin-problems-and-treatments/guide/atopic-dermatitis-eczema#1
www.medicaljane.com/2014/12/24/the-beauty-of-hemp-seed-oil

EPILEPSIA

CALABRIA, S. (2017): «American Epilepsy Society Just Confirmed CBD Stops Epileptic Seizures». [Disponible en: http://herb.co/2017/02/22/american-epilepsy-society-cbd].

NATIONAL ACADEMIES OF SCIENCES, ENGINEERING AND MEDICINE: *The Health Effects of Cannabis and Cannabinoids: The Current State of Evidence and Recommendations.* The National Academies Press, Washington, 2017.

www.cureepilepsy.org/event_type/cannabidiol-and-epilepsy-the-real-risks-and-benefits

www.epilepsy.com/learn/seizures-youth/about-kids/signs-symptoms

www.mayoclinic.org/diseases-conditions/epilepsy/symptoms-causes/dxc-20117207

www.webmd.com/epilepsy/tc/epilepsy-symptoms#1

www.webmd.com/epilepsy/news/20170418/pot-ingredient-might-ease-severe-epilepsy#1

ESCLEROSIS MÚLTIPLE

Collin, C.; Ehler, E.; Waberzinek, G.; Alsindi, Z.; Davies, P. y Powell, K.; *et al.* (2010): «A double-blind, randomized, placebo-controlled, parallel-group study of Sativex, in subjects with symptoms of spasticity due to multiple sclerosis», *Neurological Research*, vol. 32(5), pp. 451-459.

Kozela, E.; Juknat, A.; Kaushansky, N.; Rimmerman, N.; Ben-Nun, A. y Vogel, Z. (2011): «Cannabinoids decrease the th17 inflammatory autoimmune phenotype», *Journal of Neuroimmune Pharmacology*, vol. 8(5), pp. 1265-1276.

National Academies of Sciences, Engineering and Medicine: *The Health Effects of Cannabis and Cannabinoids: The Current State of Evidence and Recommendations.* The National Academies Press, Washington, 2017.

Rezapour-Firouzi, S.; Arefhosseini, S. R.; Farhoudi, M.; Ebrahimi-Mamaghani, M.; Rashidi, M.-R. y Torbati, M.-A.; *et al.* (2012): «Association of Expanded Disability Status Scale and Cytokines after Intervention with Co-supplemented Hemp Seed, Evening Primrose Oils and Hot-natured Diet in Multiple Sclerosis Patients», *Bioimpacts*, vol. 3(1), pp. 43-47. [Disponible en: www.ncbi.nlm.nih.gov/pmc/articles/PMC3648912].

SASTRE-GARRIGA, J.; VILA, C.; CLISSOLD, S. y MONTALBÁN, X. (2011): «THC and CBD oromucosal spray (Sativex®) in the management of spasticity associated with multiple sclerosis», *Expert Review of Neurotherapeutics*, vol. 11(5), pp. 627-637.

www.abovems.com/en_us/home/ms101/symptoms/most-common-ms-symptoms.html

www.mayoclinic.org/diseases-conditions/multiple-sclerosis/symptoms-causes/dxc-20131884

www.nationalmssociety.org/What-is-MS/What-Causes-MS

www.mayoclinic.org/diseases-conditions/multiple-sclerosis/diagnosis-treatment/treatment/txc-20131903

www.projectcbd.org/multiple-sclerosis-ms

ESQUIZOFRENIA

NATIONAL ACADEMIES OF SCIENCES, ENGINEERING AND MEDICINE: *The Health Effects of Cannabis and Cannabinoids: The Current State of Evidence and Recommendations.* The National Academies Press, Washington, 2017.

ZUARDI, A. W.; CRIPPA, J. A. S.; HALLAK, J. E. C.; MOREIRA, F. A.; GUIMARAES F. S. (2006): «Cannabidiol, a *Cannabis sativa* constituent, as an antipsychotic drug», *Brazilian Journal of Medical and Biological Research*, vol. 39(4), pp. 421-429. [Disponible en: www.scielo.br/scielo.php?script=sci_arttext&pid=S0100-879X2006000400001&lng=en&nrm=iso&tlng=en].

www.medicalnewstoday.com/articles/36942.php

www.mayoclinic.org/diseases-conditions/schizophrenia/symptoms-causes/dxc-20253198

www.healthyplace.com/thought-disorders/schizophrenia-information/what-is-paranoid-schizophrenia-symptoms-causes-treatments

http://healthland.time.com/2012/05/30/marijuana-compound-treats-schizophrenia-with-few-side-effects-clinical-trial/

www.mayoclinic.org/diseases-conditions/schizophrenia/diagnosis-treatment/treatment/txc-20253211

www.civilized.life/articles/cbd-treats-schizophrenia-symptoms

www.medicalmarijuanainc.com/new-study-cbd-may-help-treat-schizophrenia

www.projectcbd.org/schizophrenia

FIBROMIALGIA

www.mayoclinic.org/diseases-conditions/fibromyalgia/symptoms-causes/dxc-20317796

www.fibromyalgiatreating.com/cbd-oil-fibromyalgia-treatment

www.healthline.com/health/fibromyalgia

www.medicinenet.com/fibromyalgia_facts/article.htm

GLAUCOMA

Boyd, K. (2017): «What Is Glaucoma?». [Disponible en: www.aao.org/eye-health/diseases/what-is-glaucoma].

National Academies of Sciences, Engineering and Medicine: *The Health Effects of Cannabis and Cannabinoids: The Current State of Evidence and Recommendations.* The National Academies Press, Washington, 2017.

Naveh, N.; Weissman, C.; Muchtar, S.; Benita, S. y Mechoulam, R. (2000): «A submicron emulsion of HU-211, a synthetic cannabinoid, reduces intraocular pressure in rabbits», *Graefe's Archive for Clinical and Experimental Ophthalmology*, vol. 238(4), pp. 334-338. [Disponible en: https://link.springer.com/article/10.1007%2Fs0041700 50361/].

PORCELLA, A.; MAXIA, C.; GESSA, G. L. y PANI, L. (2001): «The synthetic cannabinoid WIN55212-2 decreases the intraocular pressure in human glaucoma resistant to conventional therapies», *European Journal of Neuroscience*, vol. 13(2), pp. 409-412. [Disponible en: http://onlinelibrary.wiley.com/wol1/doi/10.1046/j.0953-816X.2000.01401.x/full/].

www.webmd.com/eye-health/glaucoma-eyes
https://cbdoilreview.org/cbd-cannabidiol/cbd-dosage/
www.mayoclinic.org/diseases-conditions/glaucoma/basics/treatment/con-20024042
www.aao.org/eye-health/diseases/glaucoma-treatment

HIPERTENSIÓN ARTERIAL

CHABOYA-HEMBREE, J.: «Cannabinoids Lower Blood Pressure to Normal Levels». [Disponible en: www.medicalmarijuana.com/medical-marijuana-treatments-cannabis-uses/cannabinoids-lower-blood-pressure-to-normal-levels].

KOSSEN, J. (2016): «Cannabis and its impact on high blood pressure». [Disponible en: www.leafly.com/news/health/cannabis-high-blood-pressure-hypertension].

STANLEY, C. P.; HIND, W. H. y O'SULLIVAN, S. E. (2013): «Is the cardiovascular system a therapeutic target for cannabidiol?», *British Journal of Clinical Pharmacology*, vol. 75(2), pp. 313-322. [Disponible en: www.ncbi.nlm.nih.gov/pmc/articles/PMC3579247].

www.heart.org/HEARTORG/Conditions/HighBloodPressu-
re/KnowYourNumbers/Understanding-Blood-Pressure-Rea-
dings_UCM_301764_Article.jsp#.WUlsFtQrJpg
www.heart.org/HEARTORG/Conditions/HighBloodPressure/
UnderstandSymptomsRisks/What-are-the-Symptoms-of-High-
BloodPressure_UCM_301871_Article.jsp#.WRCpY9Lyu1s
www.mayoclinic.org/diseases-conditions/high-blood-pressu-
re/basics/treatment/con-20019580
www.mayoclinic.org/diseases-conditions/high-blood-pressu-
re/in-depth/ace-inhibitors/art-20047480?pg=2
www.webmd.com/heart-disease/guide/heart-disease-calcium-
channel-blocker-drugs#1-4

HORMONAL, DESEQUILIBRIO

BHATHENA, S. J.; BERLIN, E.; JUDD, J. T.; KIM, Y. C.; LAW, J. S.;
BHAGAVAN, H. N.; BALLARD-BARBASH, R. y NAIR, P. P.
(1991): «Effects of ω3 fatty acids and vitamin E on hormo-
nes involved in carbohydrate and lipid metabolism in men»,
The American Journal of Clinical Nutrition, vol. 54(4),
pp. 684-688. [Disponible en: http://ajcn.nutrition.org/con-
tent/54/4 /684.short].

SALDEEN, P. y SALDEEN, T. (2004): «Women and omega-3
Fatty acids», *Obstetrical & Gynecological Survey*, vol. 59(10),
pp. 722-730. [Disponible en: www.ncbi.nlm.nih.gov/pub-
med/15385858].

www.livestrong.com/article/176729-drugs-for-hormonal-im-
balance
www.mayoclinic.org/diseases-conditions/high-blood-pressu-
re/in-depth/ace-inhibitors/art-20047480?pg=2
https://discovercbd.com/blogs/cbd-news/hemp-and-hormones/
www.webmd.com/women/ss/slideshow-hormone-imbalance

INFLAMACIÓN

Costa, B.; Trovato, A. E.; Comelli, F.; Giagnoni, G. y Colleoni, M. (2006): «The non-psychoactive cannabis constituent cannabidiol is an orally effective therapeutic agent in rat chronic inflammatory and neuropathic pain», *European Journal of Pharmacology*, vol. 556(1-3), pp. 75-83.

McDougle, D. R.; Watson, J. E.; Abdeen, A. A.; Adili, R.; Caputo, M. P.; Krapf, J. E.; *et al.* (2017): «Anti-inflammatory ω-3 endocannabinoid epoxides», *Research Gate.* [Disponible en: www.pnas.org/content/114/30/E6034].

Nagarkatti, P.; Pandey, R.; Rieder, S. A.; Hedge, V. L. y Nagarkatti, M. (2009): «Cannabinoids as novel anti-inflammatory drugs», *Future Medicinal Chemistry*, vol. 1(7), pp. 1333-1349. [Disponible en: www.ncbi.nlm.nih.gov/pmc/articles/PMC2828614].

www.livescience.com/52344-inflammation.html

www.medicalnewstoday.com/articles/248423.php?

www.prevention.com/health/signs-chronic-inflammation

https://elixinol.com/blog/cannabinoids-can-stop-inflammation/

www.mayoclinic.org/steroids/art-20045692

INSOMNIO

National Academies of Sciences, Engineering and Medicine: *The Health Effects of Cannabis and Cannabinoids: The Current State of Evidence and Recommendations.* The National Academies Press, Washington, 2017.

Nijs, J.; Loggia, M. L.; Polli, A.; Moens, M.; Huysmans, E. y Goudman, L.; *et al.* (2017): «Sleep disturbances and severe stress as glial activators: key targets for treating central sensitization in chronic pain patients?», *Expert Opinion on Therapeutic Targets*, vol. 21(8), pp. 817-826. [Disponible en: www.tandfonline.com/doi/full/10.1080/14728222.2017. 1353603].

www.projectcbd.org/sleep-disorders

https://en.wikipedia.org/wiki/Sleep_onset_latency

www.mayoclinic.org/diseases-conditions/insomnia/home/ovc-20256955

www.webmd.com/sleep-disorders/guide/insomnia-symptoms-and-causes#1

www.webmd.com/sleep-disorders/guide/sleep-disorders-symptoms-types

www.mayoclinic.org/diseases-conditions/insomnia/diagnosis-treatment/treatment/txc-20256979

www.mayoclinic.org/diseases-conditions/sleep-apnea/basics/definition/con-20020286

INTESTINO IRRITABLE, SÍNDROME DEL

NATIONAL ACADEMIES OF SCIENCES, ENGINEERING AND MEDICINE: *The Health Effects of Cannabis and Cannabinoids: The Current State of Evidence and Recommendations.* The National Academies Press, Washington, 2017.

SMITH, S. C. y WAGNER, M. S. (2014): «Clinical endocannabinoid deficiency (CECD) revisited: can this concept explain the therapeutic benefits of cannabis in migraine, fibromyalgia, irritable bowel syndrome and other treatment-resistant conditions?», *Neuroendocrinology Letters*, vol. 35(3), pp. 198-201.

www.medicinenet.com/irritable_bowel_syndrome_ibs/article.htm

www.emedicinehealth.com/irritable_bowel_syndrome/page3_em.htm#what_medications_treat_irritable_bowel_syndrome_ibs_symptoms

www.mayoclinic.org/diseases-conditions/irritable-bowel-syndrome/basics/definition/con-20024578

https://aboutibs.org/what-is-ibs-sidenav/treatments-for-ibs.html

http://cbdcentral.org/cbd-conditions/irritable-bowel-syndrome-ibs/

www.crescolabs.com/conditions/irritable-bowel-syndrome/

www.mayoclinic.org/diseases-conditions/irritable-bowel-syndrome/basics/treatment/con-20024578

www.niddk.nih.gov/health-information/digestive-diseases/irritable-bowel-syndrome

www.webmd.com/drugs/2/drug-4789-4025/loperamide-oral/loperamide-oral/details

NÁUSEAS Y VÓMITOS

NATIONAL ACADEMIES OF SCIENCES, ENGINEERING AND MEDICINE: *The Health Effects of Cannabis and Cannabinoids: The Current State of Evidence and Recommendations.* The National Academies Press, Washington, 2017.

PARKER, L. A.; ROCK, E. M. y LIMEBEER, C. L. (2011): «Regulation of nausea and vomiting by cannabinoids», *British Journal of Pharmacology*, vol. 163 (7), pp. 1411-1422.

www.healthline.com/health/nausea-and-vomiting#overview1

www.mayoclinic.org/symptoms/nausea/basics/causes/sym-20050736

www.webmd.com/digestive-disorders/digestive-diseases-nausea-vomiting

www.cbdpure.com/nausea.html

www.hempoilfacts.com/cannabidiol-cbd-nausea-research

OPIÁCEOS, ABUSO DE

http://drugabuse.com/library/opiate-abuse/

www.everydayhealth.com/news/drugs-that-work-opioid-addiction-treatment

www.marijuanadoctors.com/?s=marijuana+treatment+for+opiate+addiction

OPIÁCEOS, ADICCIÓN A LOS

GAVIRIA, M.: *Chasing Heroin*. «Frontline», PBS, 2016.

KATSIDONI, V.; ANAGNOSTOU, I. y PANAGIS, G. (2013): «Cannabidiol inhibits the reward-facilitating effect of morphine: involvement of 5-HT1A receptors in the dorsal raphe nucleus», *Addiction Biology*, vol. 18(2), pp. 286-296.

NATIONAL ACADEMIES OF SCIENCES, ENGINEERING AND MEDICINE: *The Health Effects of Cannabis and Cannabinoids: The Current State of Evidence and Recommendations*. The National Academies Press, Washington, 2017.

REN, Y.; WHITTARD, J.; HIGUERA-MATAS, A.; MORRIS C. V. y HURD Y. L. (2009): «Cannabidiol, a nonpsychotropic component of cannabis, inhibits cue-induced heroin seeking and normalizes discrete mesolimbic neuronal disturbances», *Journal of Neuroscience*, vol. 29(47), pp. 14764-14769.

SULAK, D.: «America's Opiate Crisis: How Medical Cannabis Can Help», *Project CBD*. [Disponible en: www.projectcbd.org/article/americas-opiate-crisis-how-medical-cannabis-can-help].

http://opium.com/addiction/12-common-triggers-for-opiate-addicts/

PREMENSTRUAL, SÍNDROME

http://bestcbdoil.com/all-natural-pms-treatment/

www.mayoclinic.org/diseases-conditions/premenstrual-syndrome/symptoms-causes/syc-20376780

http://goop.com/can-cannabis-help-with-pms/

PSORIASIS

WILKINSON, J. D. y WILLIAMSON, E.M. (2007): «Cannabinoids inhibit human keratinocyte proliferation through a non-CB1/CB2 mechanism and have a potential therapeutic value in the treatment of psoriasis», *Journal of Dermatological Science*, vol. 45(2), pp. 87-92.

www.mayoclinic.org/diseases-conditions/psoriasis/symptoms-causes/dxc-20317579

www.webmd.com/skin-problems-and-treatments/psoriasis/causes#1

www.webmd.com/skin-problems-and-treatments/psoriasis/understanding-psoriasis-basics#1

www.psoriasis.com/what-is-psoriasis

https://echoconnection.org/psoriasis-medical-cannabis-and-cbd-research-overview/

www.mayoclinic.org/diseases-conditions/psoriasis/diagnosis-treatment/treatment/txc-20317590

www.medicalmarijuana.com/medical-marijuana-treatments-cannabis-uses/cannabinoid-treatment-for-psoriasis

Acerca del autor

Earl Mindell, RPh, MH, PhD, es farmacéutico titulado y docente universitario. También es un galardonado autor de más de veinte libros superventas, entre los que se incluye *Earl Mindell's New Vitamin Bible*. El doctor Mindell fue incluido en el California Pharmacists Association's Hall of Fame en 2007 y fue premiado con la President's Citation for Exemplary Service de la Bastyr University en 2012. Se encuentra en la Board of Directors of the California College of Natural Medicine y es miembro del Dean's Professional Advisory Group, School of Pharmacy, Chapman University.

Índice analítico

241

Índice